张仲景
常用中药新悟

◎宋永刚　著

中国中医药出版社
·北京·

图书在版编目（CIP）数据

张仲景常用中药新悟／宋永刚著．—北京：中国
中医药出版社，2018.10（2019.8重印）

ISBN 978－7－5132－5199－0

Ⅰ.①张…　Ⅱ.①宋…　Ⅲ.①中药学—药理学—研究

Ⅳ.①R285

中国版本图书馆 CIP 数据核字（2018）第 215023 号

中国中医药出版社出版

北京经济技术开发区科创十三街 31 号院二区 8 号楼
邮政编码　100176
传真　010－64405750
山东百润本色印刷有限公司印刷
各地新华书店经销

开本 880×1230　1/32　印张 8.25　字数 199 千字
2018 年 10 月第 1 版　2019 年 8 月第 2 次印刷
书号　ISBN 978－7－5132－5199－0

定价　49.00 元
网址　www.cptcm.com

社　长　热　线　010－64405720
购　书　热　线　010－89535836
维　权　打　假　010－64405753

微信服务号　zgzyycbs
微商城网址　https：//kdt.im/LIdUGr
官方微博　http：//e.weibo.com/cptcm
天猫旗舰店网址　https：//zgzyycbs.tmall.com

如有印装质量问题请与本社出版部联系（010－64405510）

内 容 提 要

　　本书作者在长期的教学与临床实践过程中，精心研读《伤寒论》与《金匮要略》，从中药药理学角度分析、研究中药，为弘扬经典而著书立说。本书从来源、传统表述、药理分析、案例讨论、其他5个方面论述了张仲景常用30味中药，其中，药理分析与案例讨论是本书写作重点。

　　药理分析，是作者查找了大量的实验数据，并由此为依据对药物的功效进行合理分析。案例讨论，是作者近几年来积累的比较成功的验案，对每一则医案都撰写了按语，对研究药物的应用具有一定的体会。

序

　　自从我叩门中医殿堂，到之后执教讲堂，行医坐堂，迄今已经将近三十年了。回想起来往往每隔一段时间，就会感觉到自己对某些中医理论、方药的理解或者疾病的认知需要进一步加深，感觉到自己的教学水平与临证水平还有待于提高。从1994年7月手执教鞭开始的二十多年里，概括起来，大致分为以下四个阶段。

　　第一阶段，1994~2004年，鹦鹉学舌阶段。在这大约十年的时间内，讲课几乎是照搬教材，从来不会对教材的内容有所怀疑，而把教材奉为圭臬。每于讲课之时，将教材内容烂熟于心，达到脱口而出的程度。脱稿讲课，其熟练与潇洒的程度，一时间，不知道迷死了多少懵懂学子。

　　第二阶段，2005~2009年，理论质疑阶段。在这大约五年时间当中，随着讲课与临证的增多，发现的问题越来越多，就越来越怀疑教材的说法是否绝对合适。比如中医理论方面，风性主动，故为阳邪。乍一听，没有问题。可是仔细分析，阴阳是对自然界相互关联的某些事物和现象对立双方属性的概括，既然风为阳邪，那么它所对应的阴邪又是什么？再比如中药方面，教材把薏苡仁列为利水药，那么薏苡仁到底是以利水为主，还是健脾为主？如果是以利水为主，为什么古籍记载的利

· 1 ·

水方剂都看不到薏苡仁的影子？而且现代药理也不支持薏苡仁的利水作用。再比如方剂方面，一贯煎是治疗阴虚肝郁之胁痛的常用方，临床上常用于慢性胃炎的治疗。如果说病机是肝阴虚的话，那为什么要用到沙参与麦冬？沙参与麦冬不归肝经，怎么解释？带着许多疑问，我于2008年2月来到南京中医药大学做访问学者，侍诊于黄煌教授左右整整一年时间，于2009年1月带着满满的收获继续回到自己学校。

第三阶段，2010~2015年，临床提高阶段。黄老师常常告诉我们，想学好中医首先要搞清楚"是什么"，而不是"为什么"。我将这句话牢记在心，不再纠缠于恶寒与发热所产生的原因，而重点解释什么是恶寒，什么是发热；不再解释口苦产生的原因，而解释口苦常见于什么病证。

学以致用，就这样，我在教学过程中把黄老师方证、药证以及药物体质学说等这些直观内容贯穿于课堂教学，将课堂讲解得更加丰富，更加透彻，也更加有趣，深受学生们的欢迎。在临证过程中，我贯彻一方一病一人的学术思想，大大提高了临床疗效，真正达到了"处方一出手，便知有没有"的境界。比如用半夏厚朴汤治疗咽喉疾病，不能说百发百中，至少也有九成的把握；用半夏泻心汤治疗慢性胃炎患者，其舌苔薄黄而腻者，有效率极高；用柴胡加龙骨牡蛎汤治疗抑郁而失眠患者，也都收到了极好的临床疗效。

第四阶段，2016年至今，学术求证阶段。随着读书越来越多，临证越来越多，所涉猎的内容也越来越广，对中药功效的认识也越来越深刻。比如传统认为升麻在补中益气汤中协助黄芪升举阳气，但为什么有人提出因升麻性寒，其作用是制约了黄芪的温燥之性呢？再如教材解释小柴胡汤时，认为柴胡善于疏解少阳半表之邪，而黄芩善于清泻少阳半里之邪。我承认有半表半里之少阳证，但如何区分邪气在半表，还是邪气在半里呢？它们不是同一种邪气吗？教材中的解释显然站不住脚，那怎样才能解释清楚呢？

带着这些疑问，我进入学术求证阶段，也就是在搞清楚"是什么"的基础上，探索"为什么"的阶段。

搞清楚"是什么"已经很不容易了，要想搞清楚"为什么"，那就难上加难。张仲景在《伤寒论》与《金匮要略》两书中共用药物112味，本书只探讨其中的30味临床应用较广而药理研究比较明确的药物。

本书的写作体例比较简单，分为来源、传统表述、药理分析、案例讨论与其他5部分内容。其中，药理分析与案例讨论是本书写作的重点。

药理分析，不是药理实验，笔者查找了大量的药理实验数据，依照这些数据而对药物的功效进行分析，故在此向那些药理实验者们所付出的辛勤劳动致以崇高的敬意。

案例讨论，是笔者近几年来积累的比较成功的验案，每一则医案都撰写了按语，其分析是否到位，敬请读者评判。

由于笔者的理论水平有限，临床水平尚需进一步提高，文字写作水平一般，错讹之处在所难免，希望广大读者在阅读过程中，批判地继承，扬弃地吸收，同时也请您提出宝贵意见，以便再版时修订完善。

目　录

1. 麻黄——麻黄碱的肾上腺素样作用 ……………………（ 1 ）

2. 桂枝——桂皮醛的活血作用 …………………………（ 11 ）

3. 细辛——甲基丁香酚的药理研究 ……………………（ 26 ）

4. 柴胡——柴胡皂苷的抗炎作用 ………………………（ 35 ）

5. 葛根——葛根黄酮的解肌作用 ………………………（ 46 ）

6. 石膏——清热泻火须重用 ……………………………（ 52 ）

7. 栀子——栀子苷的镇静除烦作用 ……………………（ 58 ）

8. 黄芩——黄芩苷的广谱抗菌作用 ……………………（ 66 ）

9. 黄连——小檗碱乃肠道感染圣药 ……………………（ 74 ）

10. 苦参——生物碱的抗菌作用 …………………………（ 81 ）

11. 连翘——连翘酚的广谱抗菌作用 ……………………（ 86 ）

12. 地黄——滋补阴血之圣药 ……………………………（ 91 ）

13. 大黄——泻热通便如神 ………………………………（ 98 ）

14. 芒硝——肿块之圣药 …………………………………（108）

15. 茯苓——利水治痰之神品 ……………………………（113）

16. 猪苓——利水之专药 …………………………………（122）

17. 牡蛎——镇惊安神之品 ………………………………（126）

18. 附子——温里回阳之品 ………………………………（131）

19. 干姜——H_2 受体阻滞剂 ……………………………（141）

20. 吴茱萸——顽固性头痛之专药 …………………（150）

21. 枳实——橙皮苷对胃肠道的调节作用 …………（157）

22. 桃仁——成分不明的活血药 ……………………（165）

23. 半夏——化痰、止呕、安神之要药 ……………（170）

24. 桔梗——桔梗皂苷的祛痰作用 …………………（179）

25. 人参——瘦人气虚之圣药 ………………………（187）

26. 黄芪——肥人气虚之圣药 ………………………（195）

27. 白术——增强消化机能的首选药 ………………（206）

28. 甘草——天然激素 ………………………………（215）

29. 芍药——芍药苷能够解痉止痛 …………………（226）

30. 阿胶——止血补血之要药 ………………………（244）

跋 ……………………………………………………（252）

1. 麻黄

——麻黄碱的肾上腺素样作用

【来源】

麻黄首载于《神农本草经》（以下简称为《本经》），其曰："味苦温。主中风伤寒头痛，温疟，发表出汗，去邪热气，止咳逆上气，除寒热，破癥坚积聚。"其为麻黄科多年生亚灌木植物草麻黄、中麻黄或木贼麻黄的干燥草质茎，以茎粗、色淡绿或黄绿、髓部红棕者为佳。

本品"其味麻，其色黄"（《本草纲目》），因色黄味麻而得名。然新采的茎是绿色，并非黄色，药材久置之后则变黄。古人认为麻黄久置而不变质者质佳，故过去药房中的麻黄多为黄色。《植物名释札记》记载："麻黄之取名，谓其因花小而黄之故。"

【传统表述】

麻黄味辛而微苦，性温，入肺、膀胱经。它能够发汗、平喘、利水。主治：①外感风寒表实之恶寒、发热、头痛，常与桂枝、杏仁等同用，如麻黄汤。②风寒束表之咳喘，常配伍杏仁、甘草，如三拗汤；外寒内饮之痰喘，配伍桂枝、半夏等，如小青龙汤。③风水水肿，配伍石膏、生姜等，如越婢汤。

【药理分析】

麻黄的主要成分为麻黄碱，并含少量伪麻黄碱、挥发油、黄酮类化合物、麻黄多糖等。

1. 发汗作用

笔者认为麻黄无发汗作用，发汗是麻黄的连带作用。

麻黄具有发汗作用是大家的一种公认，这种公认在《本经》中就有记载"发表出汗"，《名医别录》用之"解肌"，《药性论》载之"解肌发汗"，《珍珠囊》用之"发太阳、少阴之汗"等。所以，似乎没有人对其发汗作用提出质疑，但是现代药理研究却不能证实其发汗作用。

难道古人的观察有误？

古人的观察没有错误。一个感冒风寒而发热的患者，服用麻黄煎液后，患者畏寒的症状很快消失，随之而来的现象是汗出，随着汗液的大量外泄，能够带走大量的热量，于是病人的体温很快下降。这个过程一定有汗出。所以，古人看到的现象是，服用麻黄煎液后，患者有大量的汗出，是故，古人的观察并没有错。

药理实验结果有误？

实验结果无非有两种，一个是证实了麻黄的发汗作用，一个是证实了麻黄没有发汗作用。

其一，确证了麻黄具有发汗作用。这种实验结果，是在满足实验者的一个愿望，即希望能够做出麻黄具有发汗作用的结果。于是，实验一开始，实验者便带着自信的态度想当然地认为麻黄具有发汗作用。因为麻黄含挥发油，其对皮肤汗腺具有刺激性而发挥其发汗作用，于是，实验者便提取麻黄的挥发油进行了大白鼠实验，通过观察大白鼠足底汗腺汗滴的数量，而证实了麻黄确有发汗作用，而起作用的有效成分是其挥发油。

姑且不探讨麻黄挥发油是否具有发汗作用，而首先讨论一下，麻黄起发汗作用的是挥发油，还是麻黄碱？

要探讨麻黄的发汗问题，就必须要探讨麻黄汤与大青龙汤，因为，麻黄汤与大青龙汤是发汗作用最强的两首方剂。

麻黄汤方

麻黄三两（去节），桂枝二两（去皮），甘草一两（炙），杏仁七十个（去皮尖）。

上四味，以水九升，先煮麻黄，减二升，去上沫，内诸药，煮取二升半，去滓，温服八合。覆取微似汗，不须啜粥，余如桂枝法将息。

大青龙汤方

麻黄六两（去节），桂枝二两（去皮），甘草二两（炙），杏仁四十枚（去皮尖），生姜三两（切），大枣十枚（擘），石膏如鸡子大（碎）。

上七味，以水九升，先煮麻黄，减二升，去上沫，内诸药，煮取三升，去滓，温服一升。取微似汗。汗出多者，温粉扑之。一服汗者，停后服。若复服，汗多亡阳，遂虚，恶风，烦躁，不得眠也。

若使挥发油发挥主要作用，药物必不能久煎，或采取后下的煎法。然而，从以上两方的煎法，我们可以看出，麻黄在二方中是需要先煎的，我们也可以断定，挥发油不是麻黄发汗的主要成分。坚持认为麻黄挥发油起发汗作用的学者可能没有认真读过《伤寒论》。

结论：麻黄挥发油可能具有发汗作用，但不是张仲景的用药目的。

其二，麻黄没有发汗作用。这种实验结果，比较客观公正，使人信服，但不被中医人接受。

上文说到，麻黄所含挥发油不是发汗的有效成分，那么麻黄碱究竟是不是发汗的有效成分呢？

实验者采用《伤寒论》中麻黄的煎法，用提取物对大鼠进行灌胃，然后观察大鼠足底汗腺汗滴的数量，经观察并统计分析，得出结论，麻黄没有发汗的作用。对于其成分的研究，也有了结果，用《伤寒论》煎法煎出的麻黄，其煎液中主要含麻黄碱，故也就断定麻黄碱没有发汗作用。

张仲景为什么用麻黄时需要先煎呢？先煎后取得的煎液，其主要成分是麻黄碱，麻黄碱无发汗作用，但人们为什么还要相信麻黄具有发汗作用呢？

从麻黄汤的配伍来看，起发汗作用的不是麻黄，而是桂枝，而且通过"覆"即盖被实现。那么方中的麻黄究竟起什么作用？

药理研究已经证实，麻黄所含的主要成分是麻黄碱，具有肾上腺素样作用，能直接激动 α 和 β 受体，还可促进肾上腺素能神经末梢释放去甲肾上腺素，间接地产生拟肾上腺素样的作用。与肾上腺素相比，其特点为：①性质稳定，可以口服（肾上腺素不可以口服）；②松弛支气管平滑肌作用较肾上腺素弱、慢而持久；③对皮肤、黏膜和内脏血管收缩作用强；④升压作用缓慢、温和而持久，因其对骨骼肌血管和冠状血管舒张作用弱，一般无后降压作用；⑤中枢兴奋作用明显，兴奋大脑皮质和呼吸中枢，引起精神兴奋、不安、失眠和呼吸兴奋等；⑥易产生快速耐受性，停药数小时后可恢复。

从以上研究，我们可以看出，麻黄碱进入人体后，其对皮肤、内脏血管产生收缩作用，能够兴奋大脑皮层和呼吸中枢，产生缓慢、温和而持久的升压作用，所起的作用主要是使人体产热增加。

产热对于发汗（汗出）的作用到底有多大？

要解决这个问题，首先要看一下人体是如何产生发热的。

人体在发热时，首先体温调定点要上移。比如上调到39.5℃，现在人体处于37.5℃的状态，还要上升2℃才能达到体温调定点所设定的温度。在体温上升的过程中，皮肤的血管要收缩以减少散热，此时我们的皮肤处于紧缩状态，即所谓的恶寒，内脏的血液循环要加速以增加产热。散热减少，产热增多，势必导致热量的积聚而体温很快上升。

这实际上是麻黄的作用，即促进人体体温的快速上升。

只有人体的温度上升到39.5℃，即体温调定点所设定的温度，才有可能会汗出。否则，其恶寒不会结束。反过来，只要恶寒不结束，体温就处于上升状态。

所以，麻黄在麻黄汤中的作用实际上是促进了产热，促进了人体体温迅速到达体温调定点所设定的温度，这种促进人体体温上升的作用，是通过促进血管的收缩，加快心率，促进人体的代谢而产生的。人体不会一直处于紧张状态，而且麻黄碱的作用时间很短，大约20分钟即可以失效，处于紧张状态的机体一旦松弛，其皮肤的血管也松弛，导致迅速汗出，这是其发汗作用的机理所在。

而麻黄汤中起退热作用的是桂枝，因为桂枝含桂皮醛，能够促进人体汗腺的分泌而表现为发汗作用。再就是盖被也能够促进人体汗出。

甘草具有类肾上腺皮质激素样作用，短期内应用，具有激素样的作用，但没有激素样的副作用。西医在退热时也经常使用激素来治疗。

　　杏仁在麻黄汤中的作用属于截断疗法。西医治疗风寒感冒，患者热退以后，很容易出现咳嗽这一后遗症。我们中医不仅很注重当前发热的治疗，也很重视后遗症的防治。做中医好比下象棋，优秀的棋手能看好几步，水平一般的棋手只能看到眼前一步而已。而优秀的中医不仅能治疗当前的疾病，而且能够判断出患者服药后可能会出现的情况，在处方用药时就能够做出正确的判断，兼顾到这些情况的发生。杏仁在麻黄汤中的配伍，就是考虑到患者可能会出现咳嗽这一症状而进行的预期配伍。

　　中医在治疗风寒发热时，所采用的麻黄汤，其组成：麻黄＋桂枝＋甘草＋杏仁＝促体温上升药＋解热镇痛药＋激素＋止咳药（截断疗法）。

　　而西医在治疗感冒发热时，往往是解热镇痛药＋激素，有时候还加抗生素，有时候还加点维生素，谓之"三素"医生。根本没有促体温上升药，也没有截断疗法这一说。

　　2. 平喘作用

　　麻黄的平喘作用也为大家所公认，《本经》早有记载"止咳逆上气"，《滇南本草》用之治"肺寒咳嗽"，《本草蒙筌》云本品"劫咳逆"。《伤寒论》之小青龙汤与麻杏甘石汤、《金匮要略》之厚朴麻黄汤，方中麻黄都是为了平喘。现代药理研究已经证实了这一点，所含麻黄碱能够缓解支气管平滑肌的痉挛，具有显著的平喘作用。与肾上腺素相比，其松弛支气管平滑肌弱、慢而持久。这一研究为我们临床应用麻黄治疗咳喘提供了药理依据。

　　3. 利水作用

　　麻黄主治水肿，在《金匮要略》中即有记载，所载越婢加术汤能够主治风水水肿。

什么是风水水肿？风水水肿的特点是什么？

风者，其性善行而数变。风水，说明水肿的发作、变化非常快，像风一样，来匆匆，去匆匆。以发病迅速、眼睑水肿为其主要表现。从风水的实际表现来看，麻黄应该是偏于治疗急性肾小球肾炎导致的水肿，而对于以低蛋白血症为特点的肾病性水肿是不适合的。基于此，笔者认为急性肾小球肾炎外渗的水肿是麻黄在水肿病治疗中的主要方向，其发挥作用的途径也是利尿，从肾脏外排。现代药理学研究表明，麻黄含有伪麻黄碱，有利尿作用，这可能是麻黄治疗风水水肿的药理依据。

【案例讨论】

1. 麻黄汤治疗感冒发热案

6 岁女童，体重 22kg，2015 年 1 月 13 日诊治。

述昨晚开始发热，体温 38.8℃，其母管女士给予小柴胡颗粒，半夜出了点汗，发热略有下降。今晨发热又起，仍旧38.8℃，咽喉肿大，但不红不痛，盖厚被依然无汗出，伴头晕、头痛，坐起站起时腹痛。根据这些症状，疏方麻黄汤：麻黄 30g，肉桂 20g，杏仁 20g，生甘草 10g。1 剂，单煎 1 次，分三次热服，若一服汗出热退，可不必尽剂。

晚上其母反馈：今天中午正在煎药，孩子流了一点鼻血，热退了不少，中午遂未服药，但还是有额头痛和头晕。到下午两点发热又起，就喝了 1/2 的汤药，下午睡一觉，大汗淋漓，换了两次衣服，头发都是湿的。醒来后症状全部缓解。

她还说，以前因发热 3 天，无其他任何感冒症状就诊于西医，医生让住院，说是很多急性肺炎没有感冒症状，比有感冒症状还可怕，很多第3天就可能发展成肺炎。

按：麻黄汤治疗发热，必伴有恶寒，而且没有明显的炎症，也就是找不到明显的病灶，系散热障碍所致。用麻黄汤来发汗，往往汗出热退，且多不反弹。比起那些要输液3天的方法来讲，更加快捷有效、便宜安全。因患者盖厚被依然无汗出，显然畏寒的症状是存在的。方中麻黄能够促进机体产热，使体温迅速达到体温调定点，从而促使机体汗出。而本方中真正起发汗作用的是肉桂。

2. 小青龙汤治疗痰喘案

庞某，女，65岁，身高160cm，体重70kg，面色晦滞而浮虚。2014年4月21日以咳喘来诊。

患者自述有咳喘病史20余年，开始时偶尔发作，服用氨茶碱有效，但最近2年经常发作，服用氨茶碱已不再管用。求治于中医，初服中药有效，但屡治屡发，最近连服中药18剂，丝毫未效，遂转诊而来。

刻诊：咳喘明显，伴胸闷，吐痰量多，质稀色白易吐。其背部怕冷明显，现在已经接近5月份，患者仍穿着一小棉袄，但极易汗出。口不苦，但口干，食欲好，睡眠欠佳，经常憋醒，下肢无水肿，大便有点干。舌质暗淡，脉弦滑。患者无高血压、糖尿病病史。

处以小青龙汤：炙麻黄10g，桂枝15g，姜半夏20g，白芍15g，细辛6g，五味子6g，干姜15g，生甘草10g。6剂，煎服，每日1剂，饭后半小时服。

12月8日，其女因病来诊，期间反馈，上药效果很好，服药6剂，咳喘基本消除，吐痰量也减少了很多。后来咳喘又犯了几次，就直接拿了上次的处方到医院开药，效果依然满意。

按：患者咳喘病史20余年，现咳喘明显，伴胸闷，吐痰量多，质稀色白易吐，显然属于痰饮内停。其背部怕冷明显，属于外寒。外寒内饮，当治以小青龙汤。因患者极易汗出，故方中选用炙麻黄，以宣肺平喘。药理研究发现，麻黄含麻黄碱，具有拟肾上腺素样作用，能够缓解支气管平滑肌的痉挛，从而起到平喘之功。此外，《本经》记载桂枝"主上气咳逆"，半夏主"咳逆"，芍药能够"止痛"，并通过其缓急作用以缓解支气管平滑肌痉挛，干姜"主胸满咳逆上气"，细辛"主咳逆"，五味子主"咳逆上气"。诸药合用，能够温肺化饮而止咳平喘。

3. 桂枝麻黄各半汤治疗荨麻疹案

董某，女，20岁，形体中等，面色白润，2013年5月27日来诊。

患者有荨麻疹病史6年，期间发作较轻，一般无须治疗。2周前因洗冷水澡而发作，除头面部无皮损外，手臂、前胸、后背、下肢等均有皮损，不敢抓挠，如果抓挠则皮损面积扩大，瘙痒难忍。曾服西咪替丁，因过敏而停止服用，改服氯雷他定糖浆，没有效果，故来求诊。本次发作以来，时轻时重，消退不完全，遇冷风吹、洗冷水澡加重。汗出正常，口不苦，遇冷风易于打嗝。大便每日2次。其他无明显异常。处以桂枝麻黄各半汤：桂枝10g，生麻黄10g，白芍10g，杏仁10g，干姜5g，红枣10g，炙甘草10g，蝉蜕20g。4剂，煎服，每日1剂。6月10日反馈，服药1剂，诸症消失，至今没有发作，剩余3剂药患者自作主张扔掉未喝，对疗效相当满意。

按：荨麻疹一症，有营卫不和者，有血热者，有汗出不畅者，分别治以桂枝汤、荆芥连翘汤、桂枝麻黄各半汤等。

患者有荨麻疹病史6年，2周前因洗冷水澡而发作，服用西咪替丁，因过敏而停止服用，改服氯雷他定糖浆，没有效果，遂改求治于中医。

患者因洗冷水澡而发病，汗出正常，口不苦，属于"以其不能得小汗出，身必痒，宜桂枝麻黄各半汤"，遂以桂枝麻黄各半汤加蝉蜕治之。

再者，患者遇冷风吹加重，属于恶寒之象也，这也是使用桂枝麻黄各半汤的重要指征。

结合药理研究，方中麻黄具有肾上腺素样作用，能够缓解荨麻疹和血管神经性水肿等过敏反应的皮肤黏膜症状，疗效确切而迅速。

【其他】

麻黄的用量一般不大，以 5～15g 为宜。但对于体质壮实而需要发汗者，则需大剂量应用，30g 也不算多。

麻黄含麻黄碱，属于兴奋剂，所以，运动员即便出现感冒症状也不宜服用麻黄制剂，否则尿检呈阳性。

目前，不法分子将麻黄碱进一步加工而制成冰毒，再进一步加工成摇头丸。鉴于其成瘾性，欧美国家已经将麻黄列入禁品。

麻黄具有兴奋性，故失眠患者或易于失眠患者不宜服用。

麻黄能够促进人体代谢，饭前或空腹时不宜服用麻黄制剂。

2. 桂枝

——桂皮醛的活血作用

【来源】

桂枝，原名牡桂，首载于《本经》，其曰："味辛温。主上气，咳逆，结气喉痹，吐吸，利关节，补中益气。久服通神，轻身不老。"其为樟科植物肉桂的干燥嫩枝，其直径应在1cm以内。主产于广东、广西等地。其树干的干皮或树枝的枝皮名肉桂，味辛性大热，属于温里药。

【传统表述】

桂枝味辛而甘，性温，归心、肺经。它能够发汗解肌、温通经脉、助阳化气。主要用于：①风寒感冒，对于表实无汗者，必配麻黄，如麻黄汤；对于表虚汗多者，配伍芍药等，如桂枝汤。②寒凝血脉之疼痛，如心脉瘀阻之胸痹，配伍枳实、薤白等，如枳实薤白桂枝汤；中焦虚寒之脘腹冷痛，配伍芍药、炙甘草等，如小建中汤；寒凝血滞之痛经、月经量少等，配伍吴茱萸、当归等，如温经汤；风寒湿痹之关节疼痛，配伍附子等，如桂枝加附子汤。③阳虚水停，如水湿内停之痰饮眩晕，配伍茯苓、白术等，如苓桂术甘汤；水湿内停之水肿、泄泻等，配伍茯苓、泽泻等，如五苓散。

【药理分析】

桂枝、肉桂的主要成分是挥发油,挥发油主含桂皮醛。桂皮醛的主要药理作用是刺激血管扩张,从而改善血液循环,最终达到活血化瘀的药理作用。

1. 发汗作用

桂枝虽然最早记载于《本经》,但该书对其解表或解热作用均无相关记载。

桂枝的发汗作用始见于《名医别录》,是书明确记载"出汗"即发汗,《药性论》谓之"能去冷风疼痛",《医学启源》谓"其用有四:治伤风头痛,一也;开腠理,二也;解表,三也;去皮风湿,四也",《本草备要》则直言"发汗解肌",由此可见,桂枝发汗的作用确切。

《伤寒论》载麻黄汤,由麻黄、桂枝、杏仁、甘草四药组成,能够发汗解表而退热,在"麻黄"一文中指出,麻黄没有发汗作用,发汗是麻黄的连带作用,而在该方中真正起发汗作用的是桂枝,因为桂枝含桂皮醛,能够刺激皮肤的血管而发汗,但其发汗作用并不强。

桂枝汤被认为是"滋阴和阳,调和营卫,解肌发汗之总方",说明其具有发汗解肌之功。而其发汗解肌的机理何在?笔者认为机体之所以出汗,在于机体的温度要高于环境的温度。而桂枝的作用就在于刺激胃肠的黏膜与血管,促进胃肠的蠕动,使机体的产热增多,增加机体的温度,从而产生发汗作用。且方中的生姜含姜辣素,亦能够刺激胃肠黏膜使机体产热,刺激皮肤的毛细血管而产生散热作用。而其方中升高体温的关键是"温覆",即盖被取汗,这是桂枝汤发汗作用的根本原因。所以,桂枝汤中桂枝的作用实际上是通过"温中"而达到解肌的功效，这种温中作用，在《本经》中记载为"补中益气"。再看一下小建中汤，能够温中补虚，和里缓急，主治中焦虚寒之腹痛。其中，芍药能够缓急止腹痛，饴糖能够补中益气，而桂枝亦能够补中益气，它能够刺激胃肠黏膜与血管而增加胃肠血流，使胃肠产热增多。所以，桂枝在该方中所起的作用有二，一是温里即"补中益气"作用，二是活血作用。

2. 活血作用

桂皮醛能够直接刺激血管，使其扩张，而产生活血作用。这种活血作用可谓广泛，能够治疗脑血管病、心血管病、颈椎病、腰椎病、胃肠功能低下、结肠炎、痛经、下肢血栓性疾病等。

（1）脑血管病

《古今录验》之小续命汤"治中风痱，身体不能自收，口不能言，冒昧不知痛处，或拘急不得转侧"，由麻黄、桂枝、当归、人参、石膏、干姜、甘草各三两，川芎一两，杏仁四十枚组成，其主治显然是脑血管疾病。对于脑血管疾病，中医学大多治以活血化瘀。纵观小续命汤，方中除当归、川芎能活血外，桂枝活血的作用也不可轻视。前人大都认为桂枝有温通经脉作用，很少有人提其活血作用，至《本草再新》始载其"行血"。近代诸医家（包括现行的教科书）仍然认为其具有温通经脉作用，而鲜提活血，笔者认为，桂枝中的桂皮醛能够扩张脑血管，改善大脑的微循环，这是其活血作用的具体表现。

（2）心血管病

《伤寒论》之桂枝加桂汤主治"气从少腹上冲心者"，相当于心脏神经官能症。炙甘草汤主治"伤寒，脉结代，心动悸"，相当于病毒性心肌炎出现的心律失常。《金匮要略》之枳实薤白桂枝汤主治"胸痹，心中痞，留气结在胸，胸满，胁下逆抢心"，相当于气滞胸闷之冠心病。

而桂枝传统的主治为"气上冲"，但气上冲究竟是什么？可能是患者腹主动脉不自主地跳动，也可能是患者感觉心慌。不管是何种情况，都可能与心脏功能相关。以上三方均含桂枝，所含桂皮醛改善了心脏的微循环，从而减轻了患者的自觉症状。桂枝在以上三方中所起的作用与其说是温通经脉，不如说是活血更为直接。

（3）改善肺部血液循环

《伤寒论》之小青龙汤主治"伤寒表不解，心下有水气"之咳喘，大部分研究者认为方中的桂枝起解表散寒之效，但试想一下，假如没有外感风寒，还用不用桂枝？答案是肯定的。寒饮证的咳喘患者既然没有外感风寒，还要用桂枝，那么桂枝在方中的作用就不是解表散寒，而是《本经》中记载其能"主上气，咳逆"，即主治咳喘，但其主治咳喘的机理是什么？笔者大胆推测，桂枝改善了肺部的血液循环，促进了血氧交换，从而减轻了肺部的症状，即胸闷，这与其改善心脏的血液循环如出一辙。

现行《中医内科学》教材没有把瘀血致喘列为一型，实际上，瘀血致喘在临床上很常见。此类患者大多无痰或少痰，而喘憋症状突出，由于血氧交换存在障碍，所以患者口唇往往异常青紫，瘀血症状非常明显。而中医工作者们往往拘泥于教科书思维，习惯于从痰论治，而很少想到从瘀论治。经方大家胡希恕、黄煌等已经很好地给我们上了一课，他们擅长使用大柴胡汤合桂枝茯苓丸治疗瘀血致喘，效如桴鼓。其中桂枝的作用如同方中桃仁的作用，都能够改善肺泡的微循环，促进血氧交换。

（4）颈椎病

《伤寒论》之葛根汤主治"太阳病，项背强几几，无汗恶风"，桂枝加葛根汤主治"太阳病，项背强几几，反汗出恶风"，二方都用了葛根，强调了葛根对治疗项背强痛的重要性。药理研究证实，葛根能够直接扩张血管，使外周阻力下降，较好缓解高血压病人的"项紧"症状，对项背强痛具有直接的治疗作用。

葛根对于项背强痛具有直接的治疗作用，那为什么不单用葛根，反而配伍了桂枝、芍药等？

芍药不仅能够缓解诸多肌肉痉挛，对项背强痛也具有直接的治疗作用。所不同的是，葛根改善了颈部的血液循环，而芍药则解除了肌肉紧张的状态。

那么桂枝在方中起何种作用呢？

项背强痛，可以说是项背部的关节不适。早在《本经》即记载了桂枝能够"利关节"，即能够通利项背部的关节。桂皮醛能够改善颈部的血液循环，提供更多的氧与营养物质的供应，加速局部代谢废物如乳酸的清除，从而使颈椎病患者的项背强痛得以解除。

（5）胃脘痛

《本经》载桂枝能够"补中益气"。《金匮要略》之小建中汤主治"虚劳里急，悸，衄，腹中痛"，其中，腹痛是使用小建中汤的要点，其腹痛的特点是胃脘部隐痛，时作时止，按压或得温则舒，证属虚寒性腹痛。方中芍药固然能够缓急止痛，但是桂枝的作用也很重要。桂枝之所以能够"补中益气"，一方面在于其温性，即桂皮醛的温和刺激作用，能够直接刺激胃肠道黏膜产生温热感，患者服药后感到胃部温暖而舒适；另一方面，桂皮醛能够刺激胃肠道黏膜，使血液循环加速，胃肠道可以获得更多的血氧供应，也能够产生温热感。可以说，桂枝是胃肠道的动力药。

那么《本经》谓其"补中益气"也就不难理解了。

(6) 痛经

《金匮要略》载："问曰：妇人年五十所，病下利数十日不止，暮即发热，少腹里急，腹满，手掌烦热，唇口干燥，何也？师曰：此病属带下。何以故？曾经半产，瘀血在少腹不去。何以知之？其证唇口干燥，故知之。当以温经汤主之。亦主妇人少腹寒，久不受胎；兼治崩中去血，或月水来过多，及至期不来。"文中温经汤主治明确，即"瘀血在少腹不去"，当治以活血，温经汤方中除当归、川芎、牡丹皮能够活血外，桂枝也能够活血祛瘀。

《金匮要略》之桂枝茯苓丸主治"所以血不止者，其癥不去故也，当下其癥"。癥，为有形结块，相当于子宫肌瘤、卵巢囊肿之类的病症，总以血瘀为患，当治以活血为要。方中除桃仁、牡丹皮等能够活血外，桂枝也具有活血作用，它能够促进腹腔（包括子宫）的血液循环，使血流加速，从而达到"通则不痛"的目的。

《伤寒论》之桃核承气汤主治"太阳病不解，热结膀胱，其人如狂……但少腹急结者"，笔者常用之治疗瘀血痛经而见大便干结者。方中桃仁、大黄能够活血化瘀，桂枝也能够活血化瘀，诸药合用，能够促进血行、消散瘀血，达到"通则不痛"的目的。

总之，桂皮醛能够改善少腹部（包括子宫及附件）的血液循环，促进瘀血消散，治疗瘀血所致的痛经、经闭、月经量少等，常用于西医学的子宫肌瘤、卵巢囊肿、子宫内膜异位症、子宫腺肌病、不孕等病症。

(7) 上、下肢关节病

《本经》首载桂枝能够温通经脉而"利关节"，主治风湿痹阻之关节疼痛等病证。现代临床将桂枝广泛用于痹证的治疗，如风湿性关节炎、类风湿关节炎、颈椎病、腰肌劳损、膝关节病变、坐骨神经痛等。在《伤寒杂病论》中运用桂枝"利关节"的方剂很多，如桂枝芍药知母汤主治"诸肢节疼痛，身体尪羸，脚肿如脱，头眩短气，温温欲吐者"，桂枝附子汤主治"伤寒八九日，风湿相搏，身体疼烦，不能自转侧，不呕不渴，脉浮虚而涩者"。究其原因，仍然在于桂枝的活血作用，所含桂皮醛促进血行，改善局部的血液循环，促进炎症因子的消散与吸收，达到消炎、消除局部水肿的作用。

3. 改善肾脏血液循环而利尿

肾气丸在《金匮要略》中既能够治疗"虚劳腰痛，少腹拘急，小便不利"，又能够治疗"男子消渴，小便反多"，说明肾气丸具有调节小便的作用。其作用机理在于加强了肾的气化功能，也说明桂枝的功效是助阳化气，这是传统中医对桂枝作用的解释。

然而，什么是助阳化气？笔者想通过桂皮醛对肾脏血管的刺激作用来进行分析。

由于桂皮醛对肾脏血管的刺激作用，使肾小球的滤过率增加，从而使尿量增加，这是其治疗小便不利或量少的机理。另一方面，由于桂皮醛对肾脏血管的刺激作用，使过度松弛的肾小管产生收缩，肾小球的滤过率减少，从而使尿量减少，这是其治疗小便量多的机理。可以这么讲，桂枝对肾脏的血管具有调节作用，而不是单纯的利尿作用或缩尿作用。

五苓散是治疗水湿内停的名方，广泛用于水湿内停所致的水肿、小便不利、泄泻、消渴、水逆等。为什么五苓散既能治疗水湿内停所致水肿，又能治疗尿崩症？就在于桂枝对于肾脏的血液循环具有调节作用。

【案例讨论】

1. 桂枝汤治疗定时发热案

赵某，女，19 岁，形体瘦弱，瓜子脸，面淡白，唇淡，2010 年 12 月 6 日初诊。

低热 1 年余。2009 年 9 月高考升入青岛农业大学海都学院，在一次感冒后，低热不退。血常规、尿常规、风湿因子、类风湿因子、肺部透视等检查均无异常。11 月到某医院就诊，处以中药沙参、麦冬等养阴药治疗，药后低热未退，而且出现腹痛。患者在 3 岁时曾患急性肾炎，治愈。4 岁时曾患过敏性哮喘，大约在 8 岁时基本治愈。但偶有发作，今年 11 月份曾发作过一次。

刻诊：每天中午 11 点左右开始发低热，一般不超过 38℃，纳可，眠可，二便调。自去年 9 月始，每天中午开始发热，至晚上睡觉，自觉发热、汗出，醒后热退，每天如此，畏风。无口苦，月经规律，无痛经，经前乳不胀，无关节疼痛，口渴喜冷饮。舌淡，苔薄白，脉较有力。

处方：桂枝 30g，白芍 30g，生姜 30g，大枣 30g，炙甘草 20g。煎服，每日 1 剂，每天的第一次药在发热前半小时服用，6 剂。嘱忌食生冷、腥、辣、油腻食物。药后喝热粥以助发汗。

服药 1 剂，低热即推迟到下午 1 点左右开始，服药 6 剂，低热推迟到晚上 8 点左右开始，继服 6 剂，基本治愈。后以小建中汤 6 剂以善后。

按：治疗低热，临床上有诸多中医从阴虚论治，本案患者曾服沙参、麦冬等养阴之品，不但未愈，而且出现腹痛，说明药不对证。从经方的角度来看，桂枝汤、小柴胡汤、柴胡桂枝汤等较为常用。如果应用小柴胡汤，须见寒热往来、胸胁苦满、口苦、咽干等少阳病的表现，本案无上述任一症状。但从发热、汗出来看，桂枝汤最为适宜。桂枝含桂皮醛，能够刺激皮肤血管，产生温和的解热作用。

2. 大柴胡汤合桂枝茯苓丸治疗咳喘案

李某，男，20岁，形体中等，2009年9月25日初诊。

20天前因感冒而发热，经输液治疗后热退。现喘而胸闷，晚自习时间较重，咳嗽痰少，有时无痰，口干微渴，口微苦，纳可眠好，大便不干，1次/2日，心下按之疼痛，舌质红，苔黄，脉滑有力。

处以大柴胡汤合桂枝茯苓丸：柴胡12g，黄芩10g，姜半夏10g，枳实10g，赤芍10g，白芍10g，干姜10g，制大黄10g，红枣10g，石膏30g，桂枝10g，茯苓20g，牡丹皮10g，桃仁10g。4剂，煎服，每日1剂。

9月30日，服药后喘愈，胸闷除，不再口苦，口不渴。然咳嗽有痰难咯，心下按之疼痛减轻，大便3~4次/日，舌质红，苔黄腻，脉滑有力。

处以小陷胸汤加味：黄连5g，姜半夏10g，瓜蒌15g，栀子10g，桔梗10g，甘草10g，陈皮10g，茯苓20g。煎服，每日1剂，4剂。嘱病愈后不用再来。患者尚有未用完的鲜竹沥汁，嘱可继续服用。10月10日反馈，病已愈。

按：咳喘患者多伴有胸闷，胸胁苦满是也，再加上口苦，少阳证也，须用柴胡类方。"按之心下满痛者，此为实也，当下之，宜大柴胡汤"，该患者按之心下疼痛，故与大柴胡汤。大柴胡汤主治少阳阳明合病，该患者虽然大便不干，但从其舌脉来看，热象还是比较明显的。

自古至今，临床上一般将咳喘分为虚实两类，实者多责之于痰，虚者多责之于肾与肺，接受正规大学教育者，不会想到"瘀血致喘"。从西医的角度来看，咳喘患者的肺部微循环必然受损，桂枝茯苓丸能够活血，改善局部血液循环。从该患者症状来看，咳嗽痰少，有时无痰，所以，痰饮致喘的病机并不重，虽然没有明确的瘀血指征，但应用桂枝茯苓丸是有效的。

3. 桂枝茯苓丸加当归治疗月经量少案

黄某，女，18 岁，身高 173cm，体重 56kg，面色黄暗，面部无痤疮，2017 年 5 月 26 日以月经量少为主诉而来诊。

患者平素月经量不多，几个月前不明原因月经量更少，每次换卫生巾，要么是干血，要么就是血块，或者卫生巾上就像用染料抹上了的一层黑色的东西。末次月经错后 1 周，刚来的时候黑乎乎的量不多，都不知道是来月经。第一天是一点红褐色液体，第二天有血块，但是量不多，周围是黑色的，见不到鲜血的颜色。

患者平素喝水少，吃得多，但容易饿，睡眠深，基本不出汗，心悸动，大便偏干，小便次数偏少。舌质淡，苔薄少，脉弱。腹部无压痛，双手手指毛糙。

处以桂枝茯苓丸加当归：桂枝、茯苓、牡丹皮、桃仁、白芍、当归各 12g。20 剂，颗粒剂，每日 1 剂，温开水分 2 次冲服。患者现在正处于经期，可以服用。

6 月 25 日二诊：患者反馈，月经仍旧量少，5 天即净，但比先前好了很多，之前没有血，都是血块，现在血多，偶尔有血块。嘱上方不变，继服 20 剂。

7 月 29 日三诊：月经近 1 周才结束，前三天是血，没有血块，量还是比较少，但比之前好多了，后几天是特黏的黑血。仍予上方 20 剂。患者未再回复。

按：临床上，笔者擅长使用桂枝茯苓丸治疗瘀血所致的崩漏，瘀血所致的痛经也常用之。该患者以月经量少而来诊，月经量少有两个病因，一个是血虚，一个是血瘀。该患者既有瘀的一面，也有虚的一面。月经血块，或如黑漆，瘀血证也。面色黄暗而月经量少，极有可能与血虚有关。

既有血瘀，又有血虚，就可以用桃红四物汤，而笔者为什么选用桂枝茯苓丸加当归呢？因手指毛糙乃桂枝茯苓丸的适应证。

4. 桂枝芍药知母汤合当归芍药散加味治疗类风湿关节炎案

张某，女，43岁，东北人，形体中等偏胖，面色润泽，抑郁貌。2012年8月18日初诊。

患类风湿关节炎3年多。患者于三年前因家庭纠纷而极度悲伤，大冷天在楼梯的椅子上睡了一夜，醒来后，左手腕关节疼痛而不能活动，疑为睡后不慎外伤。经治疗疼痛不能缓解，遂到医院检查诊断为类风湿关节炎，医院给予雷公藤多苷片等药物治疗一段时间，疼痛有所缓解，但不久又犯，而且原来正常的月经变得极少，遂改求当地一老中医诊治。在该中医处间断治疗近1年的时间，疼痛基本控制，但月经仍未改善，后来这名老中医去世，遂中断治疗。自去年来烟台后，又找数名中医治疗，花钱不少，但疗效始终不佳，遂来我处。

刻诊：四肢晨僵明显，双肘关节明显水肿，不能伸直，洗脸都做不到，其他周身关节疼痛，下蹲后不能自行站起来，需要他人扶持，颈椎板硬，全身怕冷明显，遇阴雨天加重，不易汗出，下肢不肿，大便稀，月经量极少，仅一天即净，色黑，月经周期准，口不干，偶尔口苦，有时恶心，纳少眠佳。舌质润，苔少，脉略数。

处以桂枝芍药知母汤合当归芍药散加味：桂枝30g，肉桂

10g，赤芍 10g，白芍 10g，知母 15g，麻黄 20g，附子 30g（先煎），甘草 10g，干姜 15g，白术 15g，防风 20g，威灵仙 20g，当归 10g，川芎 10g，茯苓 20g，泽泻 20g。6 剂，煎服，每日 1 剂，饭后服，服后多穿衣，发汗为宜。

8 月 25 日二诊：诸症明显好转，口不干，舌脉同前。上方加川乌 15g，改当归、川芎各 20g，减麻黄为 15g。继服 6 剂。

9 月 1 日三诊：双肘关节肿消，已经能够自己洗脸，眠好，纳佳，二便调，近三天感觉有点口干，月经提前 3 天来临，虽仅一天，但颜色已转为红色。二诊方减附子为 20g，继服 6 剂。

9 月 8 日四诊：肘、肩、颈等疼痛均消除，左肘仍微肿，晨起左肘仍僵，前天膝盖痛，今早双足背痛，患者怀疑疼痛由原来的上半身转移到下半身，纳眠均可，大便偏稀，脉滑。一诊方加川乌 10g，细辛 6g。患者要求继服 7 剂。

9 月 15 日五诊：诸症明显好转，双肘关节水肿已消，但上午不能伸直，下午能伸直。上方加川乌至 15g，细辛为 10g，桂枝为 50g。继服 7 剂。

9 月 22 日六诊：除双肘关节略有不适外，其他关节均已痊愈，四肢有明显温热感，食欲极佳。上方加川乌至 30g，另加薏苡仁 60g，继服 7 剂。9 月 26 日电话反馈：月经提前一天来临，月经色红，持续三天，对疗效极为满意，嘱上方继服 7 剂。

按：类风湿关节炎以关节疼痛、屈伸不利、晨僵、水肿等为主要临床表现，严重时可出现关节变形，影响手足功能，属于中医痹证的范畴。"风寒湿三气杂至，合而为痹也。其风气胜者为行痹，寒气胜者为痛痹，湿气胜者为着痹也"，这是《内经》对痹证的论述。本案患者周身关节疼痛，身怕冷明显，遇阴雨天加重，为比较典型的寒痹证。

该案患者类风湿关节炎 3 年，得病之初经用雷公藤多苷片治疗，虽然在短期内控制住病情，但副作用较大，以至于导致患者闭经。雷公藤多苷片是由中药雷公藤提取物制成，具有极强的免疫抑制作用，从西医的角度来讲，治疗类风湿关节炎毫无问题。然雷公藤味大苦性大寒，毒性强，就该患者的寒痹证而言，药不对证，出现明显的副作用，远期疗效不理想，都在意料之中。

治疗痹证，经方有麻黄细辛附子汤、乌头汤、桂枝芍药知母汤、术附汤等，其中，桂枝芍药知母汤主治"诸肢节疼痛，身体魁羸，脚肿如脱，头眩短气，温温欲吐"者，从中医辨证的角度看，属于寒痹的范围，正与本案相符。

单从原文的描述来分析本案，除身体魁羸外，患者周身关节疼痛，与"诸肢节疼痛"相符；虽然不是脚肿，但其双肘关节水肿；虽然并不头眩，但患者肢体无力，此即为短气；虽然无温温欲吐症状，但患者食欲不佳。综上所述，与桂枝芍药知母汤对证。

患者除关节疼痛、水肿外，还有月经量极少，属于血水同病，宜当归芍药散。所以一诊时予以桂枝芍药知母汤合当归芍药散加威灵仙治之，因威灵仙能够祛风除湿，通络止痛。因桂枝芍药知母汤含麻黄，本案患者畏寒无汗，故用麻黄达20g，必在饭后服，而且要求药后发汗。

该例患者桂枝的最小剂量为30g，而且还加用了肉桂，所含桂皮醛对改善患者局部的血液循环、促进炎症因子的吸收都具有积极作用。

5. 五苓散加味治疗小便频急案

刘某，女，20岁，圆脸偏胖，肌肤润泽，面白唇淡。2012年3月26日诊。

患者小便频急，每小时 1 次，小便不畅快，排尿后又有尿意，但无尿痛，无灼热感，如此反复达数月之久。患者易汗出，但不恶风，口不干，不渴，下肢不肿，白带正常，大便正常，纳眠均可，无四肢逆冷。舌淡红，不胖大，无齿印，双脉浮细而缓。

处以五苓散加味：茯苓 18g，猪苓 18g，白术 18g，桂枝 12g，泽泻 30g，人参 10g，黄芪 30g。上药共为散，每服 10g，每日 3 次。服药后微汗为宜。

4 月 24 日反馈，患者买药后因月经至，故于 4 月 4 日开始服药，服药过程中效果并不明显，停药后数天，小便明显好转，小便间隔时间明显延长。患者认为已无大碍，自行停药。

按：小便频急者，以尿路感染者多见。然患者除小便频急与不畅快外，几乎没有其他不适。如果尿痛、有灼热者，属热者居多，应清热利湿。如果出现下肢水肿、白带量多、大便稀溏等症状者，说明水湿内停明显，利湿即愈。仅从易汗出、脉浮细而缓，也不能明确肯定属水湿内停。但是无论如何，只要小便频急而不畅快者，总以利尿为法。若有肾阳虚或肾气虚见证者，治宜温肾利水。然患者年仅 20 岁，发育正常，无肾虚征象。故最后确定治以五苓散一试，加人参、黄芪，是为了益气利水。五苓散加人参有春泽汤之意。

【其他】

《伤寒杂病论》中只有桂枝，没有肉桂，实际上，桂枝与肉桂的有效成分没有区别，都是桂皮醛，只不过二者在桂皮醛的含量上有差别，桂枝含有的挥发油较少，而肉桂含有的挥发油较多。所以，二者都具有发汗作用。基于此，二者可以混用，比如桂枝汤中可以用肉桂代替桂枝，麻黄汤中亦可以用肉桂以增强发汗作用。

　　对于桂枝的用量，可谓悬殊，10～60g 不等，如果用于瘀血痛经等疾病，用量宜小，而对于风湿、类风湿关节炎等用量宜大，有时还需要配伍肉桂。

3. 细辛

——甲基丁香酚的药理研究

【来源】

细辛首载于《本经》，其曰："主咳逆，头痛脑动，百节拘挛，风湿痹痛，死肌。久服明目，利九窍，轻身长年。"其为马兜铃科植物北细辛、汉城细辛或华细辛的干燥根及根茎，以根细长饱满、色灰黄、气味辛香浓郁者为佳。前两种习称"辽细辛"，主产于辽宁、吉林等地；后一种主产于陕西等地。产于东北三省的"北细辛"，为道地药材。细辛因其形、味而得名，"根极细，其味极辛"。

【传统表述】

细辛辛温，有小毒，归肺、肾、心经。它能够解表散寒、通窍止痛、温肺化饮。主治：①风寒表证，配伍麻黄、附子，即麻黄细辛附子汤。②鼻炎属寒者，配伍麻黄、辛夷等；属热者，配伍石膏等。③各种疼痛，如头痛、牙痛、关节疼痛等。④肺寒咳嗽，配伍干姜、五味子等，如苓甘五味姜辛汤。

【药理分析】

药理研究发现，细辛主含挥发油，油中主要成分为甲基丁香酚、黄樟醚等。其中，甲基丁香酚有较强的中枢抑制作用，镇静、镇痛、麻醉等作用尤为明显；而且还能直接松弛气管平滑肌，故有镇咳作用。黄樟醚是其毒性成分，高温易被破坏。

1. 止痛作用

《本经》记载细辛主"头痛脑动，百节拘挛，风湿痹痛"，本品含甲基丁香酚，止痛力强，广泛用于多种疼痛的治疗，如头痛、牙痛、关节痛、腰痛、痛经等。细辛的挥发油、醇提物及水提物均具有明显的止痛作用。因甲基丁香酚是脂溶性成分，不溶于水。因其水提物也具有明显的止痛作用，说明止痛的成分与作用机理还需要进一步的探讨。但可以肯定的是，甲基丁香酚具有较强的中枢抑制作用，从而具有中枢性镇痛作用，这是其止痛作用的一个方面。从细辛局部外用来分析，它能够止痛，说明它不仅具有中枢性镇痛作用，而且还有局部麻醉止痛作用。

（1）治疗头痛

细辛早在《本经》中主治"头痛脑动"，细辛治疗头痛，不能外用，只能内服，内服细辛煎液后，所含的挥发性成分进入大脑，发挥中枢性镇痛作用，也就是甲基丁香酚的作用。所以，细辛止头痛，属于对症治疗。笔者常在辨证选方的基础上，配伍细辛、川芎、丹参等以止头痛。

（2）治疗牙痛

细辛治疗牙痛，无论寒热虚实，均可配伍应用。笔者治疗过一例牙痛，查无龋齿，以细辛、白芷各10g，煎含漱口，几分钟内即达到止痛的效果，患者自述整个面部达到麻木的状态。通过外用细辛能够止痛，分析其作用机理，有可能是所含的甲基丁香酚除了具有中枢性镇痛作用外，还有局部止痛作用；也有可能是细辛煎液中所含的水溶性成分而起止痛作用，但是水溶性成分究竟是什么，不得而知。目前，限于药理研究的局限性，这两种观点都不能排除。

二辛煎来源于《景岳全书》，由北细辛三钱、石膏一两组成，治"阳明胃火，牙根口舌肿疼不可当，先用此汤漱之，漱后敷以三香散，或仍服清胃等药以治其本"，"上二味，用水二碗，煎一碗，乘热频漱之"。本方仅由两味药组成，方中细辛具有较强的麻醉止痛作用，从药性理论来讲，细辛性温，能祛风散寒止痛，最宜用于寒性疼痛。然经过配伍，也可用于热邪、气滞等各种原因所致的疼痛。石膏辛甘大寒，清热力强，主要归肺、胃经，善清胃火。二药同用，石膏清胃火以治本，细辛止疼痛以治标，标本同治，故可用于胃火循经上攻之牙龈肿痛。所以，本方能主治"阳明胃火"上攻之"牙根口舌肿疼不可当"，即牙痛或牙龈肿痛。"先用此汤漱之"说明二辛煎乃止痛治标之品，若需治本，还需"敷以三香散，或仍服清胃等药"。

（3）治疗关节痛、腰痛

此类病证，中医大多诊断为痹证，细辛不仅能够止痛，而且能够发散风寒，治疗风湿痹痛，不仅治本，还能治标，早在《本经》即有细辛主"风湿痹痛"的记录。麻黄细辛附子汤、独活寄生汤、当归四逆汤等均含细辛，均具有明显的止痛作用。

细辛止痛的机理，除了所含甲基丁香酚的中枢性镇痛作用外，所含的水溶性成分也应该具有止痛作用，类似于西药解热镇痛药，它能够抑制炎症局部的前列腺素的合成、组胺的释放等，对于由致痛化学物质所致的慢性钝痛如肌肉痛、关节痛等有较好的疗效。所以，细辛治疗痹痛的机理有二：一是中枢性镇痛作用，一是类似于解热镇痛药的镇痛作用。

（4）治疗痛经

痛经的机理无外乎寒凝、血瘀（当然，热盛也可导致痛经，但所占比例极少），所以除活血外，散寒止痛也是痛经的常用治法。细辛不仅能够止痛，还能通经散寒。含有细辛的当归四逆汤不仅能够治疗血虚寒凝之寒厥（腰腿痛、冻疮等），也是治疗以受寒加重、得温痛减为主要特点的痛经的有效方。细辛对痛经止痛的机理，类似于治疗痹痛的机理。

2. 化痰止咳作用

《本经》载细辛"主咳逆"，《名医别录》谓之"破痰"，《药性论》"主咳逆上气"，《日华子本草》"治咳"。本品性温，能够温化痰饮，治疗寒饮证，症见痰稀、色白、量多等，常见于慢性气管炎、支气管炎等。一般与干姜、五味子等同用，此三味是治疗痰饮的小药组，简称姜细味或姜辛味，含有三味的代表方当属小青龙汤。

临床上凡见咳嗽痰多而稀白者，多用本品来治疗。患者服用本品配方后能够见到痰液明显减少，推测其具有减少痰液分泌乃至清除稀痰的作用，这与中医的认识相一致，因为稀痰属寒，而细辛性温，故能治之。药理研究不能证实细辛具有化痰的功效，是因为现代医学的手段尚不够精细。

诸多本草谓之止咳，其止咳的机理已经明了，即通过减少气管、支气管分泌物而达到止咳的作用，也就是它能够清除呼吸道的异物。其实，药理研究还发现，细辛挥发油对组胺或乙酰胆碱所致的气管平滑肌痉挛有非常显著的松弛作用，细辛的煎液还能够松弛支气管平滑肌的痉挛而具有平喘作用。这就不难理解，含有细辛的小青龙汤既能止咳，又能平喘。

3. 减轻鼻黏膜水肿

现行教材载细辛能够通鼻窍，主治急性与慢性鼻炎，早在

《名医别录》即载细辛主"脓鼻"，以后的本草书籍多有该方面的记录。细辛的作用类似于抗组胺药，即 H_1 受体阻滞剂。组胺是广泛存在于人体组织内的活性物质之一，以皮肤、支气管黏膜、肠黏膜及肺中含量较高。组织中的组胺以无活性的结合型存在于肥大细胞和嗜碱性粒细胞的颗粒中，当机体受到理化因素刺激或发生变态反应时，可导致组胺释放，并迅速与靶细胞上的组胺受体结合，而产生生物效应，如血管扩张、黏膜水肿等。过敏性鼻炎，即变应性鼻炎，是指特应性个体接触变应原后，主要由 IgE 介导的介质（主要是组胺）释放，并有多种免疫活性细胞和细胞因子等参与的鼻黏膜非感染性炎性疾病。细辛是通过抑制组胺的释放、加强血管收缩，减轻黏膜水肿从而能够通鼻窍。故小青龙汤不仅能够治疗寒饮咳喘，而且能够治疗过敏性鼻炎。

【案例讨论】

1. 麻黄细辛附子汤加味治疗腰酸背痛案

薛某，女，31 岁，形体胖壮，2012 年 12 月 22 日初诊。

患者腰酸背痛 3 年，因经常上夜班，自述与劳累有关，伴月经不调，略有痛经，经前乳房胀痛，月经时有血块，纳眠可，口不苦，大便干，1～2 日 1 次，汗不多，畏寒明显。舌苔正，脉略沉。处以麻黄细辛附子汤加味：麻黄 20g，细辛 10g，附子 30g（先煎），杜仲 30g，续断 30g，菟丝子 30g，桑寄生 30g，补骨脂 30g（打碎）。6 剂，煎服，每日 1 剂。并嘱适当休息。

2013 年 1 月 5 日二诊：腰酸背痛明显减轻，大便可，月经下黑物 1 周余，左脉有力，右脉沉弱，上方加桃仁 20g，威灵仙 20g。继服 5 剂。2014 年 1 月 8 日因他病来诊，腰酸背痛一直未作。

按：治疗腰背痛的方子很多，比如大柴胡汤合桂枝茯苓丸、甘姜苓术汤、当归芍药散、黄芪桂枝五物汤、麻黄细辛附子汤、独活寄生汤等都是笔者的常用处方。

该患者除了腰酸背痛外，尚有口不苦、大便干等症状，基本排除了大柴胡汤合桂枝茯苓丸、甘姜苓术汤、当归芍药散；又因患者汗不多，排除了黄芪桂枝五物汤。这样一来，麻黄细辛附子汤与独活寄生汤均有应用的可能。但患者脉略沉，畏寒明显，这是笔者取用麻黄细辛附子汤的主要原因。加入杜仲、续断、桑寄生、补骨脂、菟丝子是为了增强补肾强腰作用。

药证相对，腰酸背痛明显减轻，又由于月经下黑物较多，故于一诊方加桃仁以增强活血化瘀之功，加用威灵仙是为了增强止痛之功。

2. 小青龙汤加味治疗过敏性哮喘案

刘某，女，44岁，面色淡白，形体中等，2012年11月24日初诊。

自述有过敏性哮喘10余年，初发时输液治疗有效，但屡治屡发，遂改看中医。数十年来，看过无数中医，吃过许多中药，已经明显好转，白天基本没有症状，但每天凌晨3～4点出现胸闷憋气，必须起床活动咯出少量痰液方能缓解，否则胸闷而无法入睡。口干欲饮，纳眠可，二便调。舌淡胖，苔薄白，脉可。处以小青龙汤加味：生麻黄15g，肉桂10g，干姜10g，细辛10g，五味子10g，白芍10g，姜半夏15g，甘草10g，桔梗10g，人参10g。4剂，煎服，每日1剂。嘱药后发汗。

12月1日二诊：药后喉中清爽，痰易咯出，然每天凌晨仍胸闷憋气。上方改麻黄为10g，去桔梗、人参，加白芥子6g，白术、茯苓、桃仁、紫菀、款冬花各10g。继服6剂。

12月18日三诊：因故时隔1周来诊，述上药有效，胸闷、憋气见轻。处方：肉桂10g，干姜10g，细辛10g，五味子10g，姜半夏10g，甘草10g，白芥子6g，桃仁10g，白术10g，茯苓20g，紫菀10g，款冬花10g。6剂，煎服，每日1剂。后电话随访，基本治愈。

按："望而知之谓之神"，初次见到患者，凭直感断定其为寒性体质。其寒性体质的形成可能与其先天有关，更有可能与其长期输液、服用中药有关。西医认为，哮喘多因炎症而作，输液必予以抗生素，长期使用必损阳气；部分中医常根据药理用药，对于哮喘也常用清热解毒之品，日久必伤阳而生寒。

笔者治疗过敏性哮喘，大柴胡汤合桂枝茯苓丸、麻杏甘石汤、射干麻黄汤、小青龙汤等均为常用方。该患者每于凌晨发作胸闷、憋气，咯出痰液方能缓解，加上其面色淡白，其根本的病理因素属痰无疑，故初诊予以小青龙汤，既能温化痰饮，还能振奋阳气。配伍桔梗是为了增强祛痰作用。因其发病日久，阳气已伤，故配伍人参以扶正。药仅4剂，喉中清爽。然胸闷憋气仍未止，痰阻气滞的病机仍在。因"脾为生痰之源"，同时《金匮要略》指出，"病痰饮者，当以温药和之"，故二诊时配伍白术、茯苓以治生痰之源；配伍白芥子、紫菀、款冬花以增强祛痰之功；配伍桃仁，既能活血，还能止咳。三诊去麻黄、白芍，即转苓甘五味姜辛汤合苓桂术甘汤意，专于温化寒痰。数十年痼疾，终得一缓。至于其长期疗效如何，尚待观察。

3. 小青龙汤加味治疗慢性鼻炎案

王某，女，23岁，面白质润，身高165cm，体重68kg。以慢性鼻炎1年余于2013年1月6日来诊。刻下：鼻塞，流清涕，口干不欲饮，大便正常，纳眠均可，汗不多，舌正，脉滑。处以小青龙汤加味：麻黄 10g，桂枝 10g，肉桂 10g，姜半夏 20g，白芍 15g，细辛 15g（先煎），五味子 10g，干姜 10g，辛夷 10g（包），甘草 10g，生石膏 30g。嘱药后发汗，服药 6 剂，即鼻炎好转，通气良好，口已不干，仍以上方 6 剂，以巩固疗效。

按：患者以慢性鼻炎求治，以鼻塞、流清涕为主要临床表现，证属寒饮，故治以小青龙汤加味。其中，方中的细辛用量较大（15g），能够抑制组胺释放，减轻鼻黏膜水肿，故收佳效。

【其他】

对细辛用量，教材及药典记载：煎服，1~3g。这种规定，是错误地沿用了古人的说法。

南宋的陈承在《本草别说》中说："细辛单用末，不可过半钱匕，多则气闷塞，不通者死。"首先，要弄清钱匕是什么样的标准，钱匕是容量单位而不是重量单位。一钱匕是 1.5~1.8g，半钱匕不应该超过 1g。其次，要弄清此说的要点，一是单用，二是用末，三是不可过量使用。不知何时起，讹传到今天，就变成"细辛不过钱"了。可见陈承提及的"不可过半钱匕"是指研末冲服，而不是煎服。如果按照陈承的观点，入丸散剂时，细辛的用量为 1g 左右。而入煎剂的用量呢？《伤寒论》中多首方剂使用细辛，在小青龙汤及当归四逆汤中的用量均为三两，在麻黄细辛附子中用量为二两。按上海中医药大学柯雪帆教授的考证：汉代一两相当于现代的 15.625g（目前为止比较公认的考证），可见细辛在《伤寒论》中的用量是很大的。

不仅张仲景应用细辛的剂量较大，当今有不少中医临床家也多次呼吁，细辛的用量限制在 3g 以下，不符合临床实际。煎服时，笔者用细辛的剂量多在 6~12g。

药理研究证实，细辛的功效与毒性在很大程度上与其所含的挥发油有关。挥发油中主要的有效成分为甲基丁香酚和有毒成分黄樟醚。细辛全草经一定时间煎煮后，煎液内挥发油中的有毒成分黄樟醚的含量随着煎煮时间的延长而很快降低，而挥发油中含量最高的主要有效成分之一的甲基丁香酚含量的下降速度较黄樟醚慢，即黄樟醚的挥发性远胜于甲基丁香酚，因而煎液中黄樟醚的含量下降较快。所以，细辛全草煎煮一定时间后，煎汁中仍保留着足够量的有效成分甲基丁香酚，而有毒成分黄樟醚的含量已大为降低，不足以引起毒害。实验证实，煎剂中细辛用量即使是散剂的 4 倍、12 倍，也不会引起毒性反应，且对类风湿关节炎、强直性脊柱炎等痹证，其疗效较常规剂量明显为优。

通过分析以上资料，结合临床经验，笔者认为，如果既想达到较好疗效，又不出现中毒，细辛在较大剂量应用时，为保证用药安全，一是控制剂量，不宜过大；二是先煎久煎，充分挥发掉煎液中的黄樟醚。

4. 柴胡

——柴胡皂苷的抗炎作用

【来源】

柴胡首载于《本经》，其曰："主心腹肠胃中结气，饮食积聚，寒热邪气，推陈致新，久服轻身，明目益精。"其为伞形科多年生草本植物柴胡或狭叶柴胡的干燥根，按其性状不同，分别习称"北柴胡"及"南柴胡"，均以条粗壮、须根少者为佳。柴胡有三个功效，都可以用生品；如果醋炙用，长于疏肝解郁。

本品药用其根，在古代本草中多以"茈胡"为正名。《本草纲目》解释说："茈字有柴、紫二音。茈姜、茈草音紫，茈胡之茈音柴。柴胡生山中，嫩者可茹，老则采而为柴……而根名柴胡也。"

与根相比，其地上部分的质地相对较轻，明清以来，擅治温病的南方医家，用药多轻灵，温病用药多忌柴胡，临床必须应用时，多选用其苗，名柴胡苗。现在亦有根苗同用者，然苗的疗效不及根。所以，无论是北柴胡，还是南柴胡，根为通用正品。现行药典规定，苗不入药。

【传统表述】

柴胡苦辛微寒，归肝、胆经。它能够解表退热、疏肝解郁、升举阳气。主治：①风热表证之发热及伤寒少阳病，配伍黄芩、人参等，如小柴胡汤；②肝气郁滞证，配伍当归、白芍等，如逍遥散；③气虚下陷证，配伍升麻、黄芪等，如补中益气汤。

【药理分析】

柴胡的主要成分是柴胡皂苷与挥发油，《伤寒论》运用柴胡时，因柴胡用量超大，所以柴胡往往先煎，笔者大胆推测，挥发油不是柴胡的有效成分，而柴胡皂苷是其主要有效成分。药理研究发现，柴胡皂苷具有良好的抗炎作用，可广泛用于人体各部分的炎症。

1. 解表退热

《本经》载柴胡主"寒热邪气"，《名医别录》载之"除伤寒心下烦热"，《药性论》"主时疾内外热不解"，《日华子本草》主"天行温疾"，《珍珠囊》谓"去往来寒热，胆痹，非柴胡梢子不能除"，《伤寒论》之小柴胡汤重用柴胡治疗寒热往来。二十世纪九十年代，对于外感发热者，临床常用复方柴胡注射液肌肉注射以退热。这些都说明，柴胡具有退热之功。柴胡苦辛微寒，并非适用于所有的外感发热，而用于治疗风热感冒之发热最宜。

那么如何判定感冒属风寒还是风热呢？笔者的依据主要是查患者的咽喉，如果患者自述咽干或咽痛，同时查其咽；如果红、肿明显，不管是流清涕，还是流浊黄涕，必用柴胡剂。其次，根据患者的体重，酌定用量，小柴胡颗粒一般每次 2 ~ 4 包，温开水送服，药后盖被取汗，患者往往汗出热退，多不反弹。必须注意，量小效果不显，必须量大方能退热。有时为了增强发汗作用，加用扑热息痛 1 片，发汗更容易，退热效果更好。

如果用柴胡作复方煎服退热的话，柴胡的用量也必须要大，至少 30g，最大可用至 60g。配方也不必复杂，柴胡 30 ~ 50g，黄芩 10 ~ 20g，连翘 20 ~ 30g，栀子 10 ~ 20g，甘草 5 ~ 10g。煎服，只要对证，1 剂即可热退病除。

柴胡为什么能够退热？究其原因，在于柴胡含柴胡皂苷，具有良好的抗菌消炎作用，它能够消除扁桃体发炎，也就是它能够消除感染病灶。

2. 疏肝解郁

（1）治疗甲状腺疾病

甲状腺疾病主要包括甲状腺功能亢进症（俗称甲亢）、甲状腺炎、甲状腺肿与甲状腺结节、甲状腺肿瘤等。其中，80% 以上的甲亢是由 Graves 病引起，又名毒性弥漫性甲状腺肿，是一种自身免疫性疾病，临床表现并不限于甲状腺，而是一种多系统的综合征，包括高代谢症候群、弥漫性甲状腺肿、眼征等。

除甲状腺肿瘤外，甲状腺其他的疾病都伴有不同程度的甲状腺肿大，也就是说都伴有不同程度的炎症，而柴胡在治疗各种甲状腺疾病方面的使用率非常高，说明柴胡能够消除甲状腺的炎症。这种炎症，不管是自身免疫性炎症（如 Graves 病），还是非自身免疫性炎症（如甲状腺炎），柴胡都能够消除。于是，笔者大胆推测，柴胡不仅能够消炎，还能够参与免疫调节。众所周知，柴胡类方是中医临床广泛使用的免疫调节剂，这与笔者的推测不谋而合。

从中医角度来讲，甲状腺位于颈部两侧，为肝胆经的循行部位，属于柴胡带的范畴，这是甲状腺疾病使用柴胡的依据之一。

甲亢的主要临床表现为多食易饥，大便增多，体重减轻，怕热，出汗，心悸，失眠，对周围事物敏感，情绪波动，甚至焦虑，脉数。查体有甲状腺肿大、突眼、手抖等。这为我们使用小柴胡汤合白虎汤治疗甲亢提供了临床辨证的依据。

（2）治疗乳腺增生

乳腺增生是指乳腺上皮和纤维组织增生，发病原因主要是内分泌激素失调。乳腺增生是女性最常见的乳房疾病，其发病率占乳腺疾病的首位。据调查，有70%~80%的女性都有不同程度的乳腺增生，多见于25~45岁的女性。

乳腺增生在不同年龄组有不同特点，未婚女性、已婚未育的妇女，其主要症状为乳腺胀痛，可同时累及双侧，但多以一侧偏重。月经前乳房胀痛明显，月经过后即见减轻并逐渐停止，下一次月经来前疼痛再度出现，整个乳房有弥漫性结节感，可伴有触痛。35岁以上的妇女主要表现为乳腺肿块、乳房胀疼和轻度触痛，且与月经周期无关。这些乳腺增生均属于良性增生。其中，症状较重者，大多为体形偏瘦、脾气大、易发火，同时还伴冬季四肢常冷者。这些患者都属于柴胡体质（参见黄煌教授的《张仲景50味药证》）。

柴胡历来为疏肝解郁要药，是治疗乳房胀痛即乳腺增生的要药。那么，柴胡疏肝解郁的机理究竟是什么？笔者认为是消炎。因为，乳腺增生，即乳腺发生慢性肿胀性炎症，可能是柴胡对乳腺慢性肿胀性炎症具有特异针对性，其作用不是止痛，而是消炎，所以，乳房胀痛首先要考虑到柴胡，这是其疏肝解郁的药理学依据之一。四逆散、逍遥散都是治疗乳房胀痛的有效名方。

（3）治疗急性与慢性胆囊炎、胆结石

胆囊位于右胁部，属于肝胆经的循行部位，胆囊部位的炎症、结石等，往往引起右胁胀痛，或放射至右后背部，同时，胆囊部位有明显的压痛，称为墨菲征阳性，中医称为胸胁苦满。而大柴胡汤、小柴胡汤是治疗胸胁苦满的效方。大柴胡汤重用柴胡，在《伤寒论》中主治"呕不止，心下急，郁郁微烦"，临床上大柴胡汤主治急性与慢性胆囊炎、胆结石最为常用。小柴胡汤重用柴胡，主治"往来寒热，胸胁苦满，默默不欲饮食"，相当于急性胆囊炎或慢性胆囊炎急性发作时的症状。

从中医的角度来分析，胆囊位于肝胆经的循行部位，柴胡具有疏理肝气的作用，主治以胀痛为主的胆囊炎、胆结石等，符合中医之理。

大柴胡汤、小柴胡汤是治疗急性与慢性胆囊炎、胆结石的千古名方，为历代医家所验证，其疗效已不容置疑。关键是大柴胡汤、小柴胡汤均重用了柴胡达半斤之多，相当于120g，其抗炎作用非常明确，药理研究还发现柴胡具有良好的利胆作用。

（4）治疗急性与慢性胰腺炎

急性胰腺炎是多种病因导致胰酶在胰腺内被激活后引起胰腺组织自身消化、水肿、出血甚至坏死的炎症反应。临床以急性上腹痛、恶心、呕吐、发热和血胰酶增高等为特点。病变程度轻重不等，轻者以胰腺水肿为主，临床多见，病情常呈自限性，预后良好，又称为轻症急性胰腺炎。少数重者的胰腺出血坏死，常继发感染、腹膜炎和休克等，病死率高，称为重症急性胰腺炎。

慢性胰腺炎则以反复发作的上腹部疼痛为主要临床表现，起始于中上腹，也可偏重于右上腹或左上腹，放射至背部。累及全胰则呈腰带状向腰背部放射痛。常伴有不同程度的恶心、呕吐等症。

总之，急性与慢性胰腺炎的特征表现是上腹部剧烈疼痛，与《金匮要略》"按之心下满痛者，此为实也，当下之，宜大柴胡汤"之记载极为相似，可以说，大柴胡汤是治疗急性与慢性胰腺炎之效方。药理研究显示，柴胡皂苷除了具有显著的抗炎作用外，还有抑制胰蛋白酶等作用，这为柴胡治疗急性与慢性胰腺炎提供了药理依据。

（5）治疗表现为口苦之类的病证

《伤寒论》之少阳病提纲证"口苦，咽干，目眩"，其中，口苦是少阳病之第一使用要点，而口苦常见的原因有二：一是胆汁反流，反流的碱性胆汁刺激舌面导致口苦，当然有些胆汁反流性胃炎的患者并不口苦；二是胆红素升高，轻度的胆红素升高或者胆红素虽在正常范围，但比基础胆红素水平高者，也会引起口苦。这是从现代医学方面得出的结果。

而临床发现，患者在抑郁或心情糟糕时经常口苦，这是因为情志影响了肝胆的疏泄功能。患者抑郁时，是情志影响了胆红素的代谢，使多余的胆红素流向血液，血液当中的胆红素升高，所以，患者常常感到口苦。实际上，口苦是肝气不舒的一种表现。

总之，口苦的原因总与"胆"相关，要么胆汁反流，要么胆红素升高。而柴胡能够疏肝解郁、保肝利胆和抗炎。

临床上，失眠、抑郁、乳腺增生、胃炎、胆囊炎、肝炎等疾病一旦见到口苦的表现，使用柴胡剂必效，根据辨证情况，当处以大柴胡汤、柴胡加龙骨牡蛎汤、四逆散、柴胡桂枝干姜汤等不同处方。

【案例讨论】

1. 重用柴胡退热案

杜某，男，12岁，小学五年级，身高170cm左右，2014年5月19日早晨诊治。

其母述，患者因昨天下午不慎感冒风寒，今晨起一直咳嗽，伴发热39.4℃。我直入主题，问嗓子是否疼痛，回答说，咽喉红肿非常明显，扁桃体发炎了。单凭这一点，我疏柴胡五味退热方：柴胡 50g，连翘 60g，黄芩 30g，桔梗 10g，甘草 10g。2 剂，每日 1 剂。结果：2 剂痊愈。

后来，一位退休的儿科医生见了我的面说，你真厉害，杜某的发烧，你两剂药就好了。我说，不是我厉害，是我的药厉害，柴胡用至 50g，这是一般中医所不敢用的。

按：笔者判定感冒属风寒还是属风热，一个金标准就是看咽喉。咽喉红肿热痛明显者，属风热；咽喉不红肿者，属风寒。该患儿出现扁桃体发炎即属于风热感冒。方中重用柴胡能够抗炎并退热，重用连翘、黄芩以抗菌消炎，桔梗能够利咽，甘草属于激素，有清热解毒之力。诸药合用，能够抗菌消炎退热。

2. 逍遥散加味治疗乳腺增生案

韩某，女，19 岁，身高 162cm，体重 52kg。2017 年 6 月 7 日以乳腺增生为主诉而就诊。

月经来临前乳房胀痛已 3 年多，但现在提前半个月即出现双侧乳房外周疼痛，右侧乳房右侧可触及类似于乳腺纤维瘤硬块，前段时间较小，后由于心情不畅而纤维瘤增生较快。2017 年 5 月 27 日去医院做 B 超示：双侧乳腺皮肤、皮下脂肪层、腺体层层次尚分明，腺体层增厚，分布不均匀，CDFI：结节内及周边可见血流信号，右侧乳腺 10 点位腺体层边缘可探及一低回声结节，大小约 2.4cm×1.1cm，边界清晰，形态欠规则，内回声欠均匀，右侧乳腺 9 点位腺体层边缘可探及一低回声结节，大小红 1.2cm×0.5cm，边界清晰，形态规则，内回声欠均匀，CDFI：血流信号不明显，乳腺导管不宽。建议超声引导下旋切治疗。

刻诊：精神疲倦，易烦躁，纳可，咽喉容易痛，痰多，胸闷，白带多，月经色暗黑，经前腰坠痛，月经周期较准，末次月经时间 6 月 1 日。大便偏稀，小便清，舌苔薄白略腻，舌底静脉无曲张。

处以逍遥散加味：柴胡 15g，当归 15g，白芍 15g，茯苓 15g，白术 15g，炙甘草 6g，薄荷 6g，醋延胡索 15g，炒川楝子 6g，生牡蛎 15g，夏枯草 10g，浙贝母 6g。7 剂，煎服，每日 1 剂。月经来临前 7 天开始服用。如果有效，连服 3 个疗程。

8 月 2 日，患者反馈，经前乳房疼痛大减，还有轻微疼痛，自我感觉纤维瘤比以前小很多。原方不变，嘱继续服药。

9 月 1 日，患者再次反馈，第三个疗程的药已经服完，纤维瘤减小，经前也只是乳腺边缘疼痛，胀痛已无。原方不变，嘱继续服药。

按：医学仪器设备日益精密，精确度也越来越高，乳腺增生的妇女也越来越常见。然而，乳腺增生的发病率可能比过去高，因为这个高发病率，可能与仪器的精确度高有显著的联系。

不管怎样，乳腺增生并不可怕，笔者治疗过多例，均有良效。治疗该病的原则是不管仪器检测结果如何，消除患者痛苦是治疗的关键。其实，乳腺增生的症状一般只有两个，即痛与胀。

目前，笔者治疗乳腺增生的主要方法是疏肝理气，辅以活血、祛痰、散结等法，而柴胡剂必用，逍遥散、四逆散、柴胡疏肝散等均有良效。

该案患者经前 10 天即出现乳房胀痛，属于典型的肝郁气滞，为何选用逍遥散而不是四逆散呢？

逍遥散里面含白术、茯苓等利水药，可以治疗水湿内停，如该案患者即有大便偏稀、白带多等水湿内停的表现。再配伍金铃子散以止痛，配伍生牡蛎、夏枯草、浙贝母以散结块。诸药合用，共奏疏肝理气、健脾祛湿、止痛之功。

3. 大柴胡汤加味治疗胆结石案

某女，63 岁，身高 170cm，体重 75kg。2017 年 6 月 14 日以胆结石为主诉而就诊。

患者述胆囊炎、胆结石已 5 年多，曾服消炎利胆片，几乎无效。西医建议手术，但患者畏惧。患者胁部疼痛，有时牵扯到后背疼痛，其形体偏胖，纳佳，平时口苦、口干。便秘严重，大便干结，好几天才能排便 1 次，小便清长，日常要带尿不湿才能正常出门，睡眠不好，晚睡，早上醒得早，而且白天没有精神，舌苔黄腻。

处以大柴胡汤加味：柴胡 30g，黄芩 15g，生白芍 40g，姜半夏 40g，生姜 25g，大枣 15g，生大黄 10g，枳实 15g，全蝎 10g。7 剂，煎服，每日 1 剂。

6 月 23 日患者反馈，药后胁痛已除，睡眠好转，但大便仍然不通畅，小便没有变化。

9 月 26 日，患者胆囊炎又犯，仍处以上方 7 剂，胆囊炎又得以控制。

按：患者检查有胆结石，但这并不是必用大柴胡汤的指征。患者胁肋疼痛，并牵扯到后背疼痛，属于柴胡的主治证。口苦、口干，为少阳病之表现；大便干结，便秘严重，为阳明里实之表现。综上所述，本案患者证属少阳阳明合病，故与大柴胡汤取效。柴胡在该方中的作用即是消除胆囊的炎症。加用全蝎的目的是为了治疗小便清长，但可惜的是，可能由于患者的病情较长，也可能药不对症，在小便清长方面没有取得预期的疗效。

4. 柴胡加龙骨牡蛎汤治疗失眠案

张某，女，19 岁，身高 170cm，体重 60kg，瓜子脸，面白润。2017 年 4 月 13 日以失眠多梦 3 个月而来诊。

近 3 个月来，无明显原因出现睡眠不佳，眠浅易醒，睡则梦多，入睡困难，有时醒，白天犯困，精神疲倦，易怒，易烦躁，易抑郁，易受惊吓。患者手脚偏热，平时易于汗出，稍活动则大汗淋漓，手足心出汗明显，有眩晕感，易于心慌气短，身痒。常常口渴，想大量喝温热水，晨起口苦明显，唇口干燥，纳食一般，大便黄，小便清。舌脉无明显异常。

处以柴胡加龙骨牡蛎汤加夏枯草：柴胡 18g，黄芩 6g，姜半夏 9g，人参 6g，茯苓 6g，干姜 5g，大枣 6g，桂枝 6g，生龙骨 6g，生牡蛎 5g，熟大黄 3g，夏枯草 15g。7 剂，每日 1 剂，颗粒剂，饭前冲服，每日 2 次。

患者 4 月 24 日药后反馈，明显好转，梦已不多，睡眠亦沉，但夜间有时会醒，口苦已除，大便不稀，对疗效感到满意。

按：柴胡加龙骨牡蛎汤出自《伤寒论》，其曰："伤寒八九日，下之，胸满烦惊，小便不利，谵语，一身尽重，不可转侧者，柴胡加龙骨牡蛎汤主之。"

"伤寒中风，有柴胡证，但见一症便是，不必悉具。"胸满即胸胁苦满，必用柴胡剂。"一身尽重，不可转侧"是胸胁苦满的延伸。烦，说明了患者的精神状态，烦躁、抑郁等都属于"烦"的范畴。惊、谵语，既描述了患者的精神状态，也是神志不安的具体表现。

失眠是当前社会中最常见的疾病或症状。患者失眠的时间不长，仅 3 个月，但眠浅易醒，睡则梦多，入睡困难，有时醒，白天犯困，精神疲倦，易怒，易烦躁，易抑郁，易受惊吓，其精神症状较为明显。加上患者口苦，是使用柴胡剂的指征。二者相合，予柴胡加龙骨牡蛎汤必效。

【其他】

柴胡使用多煎服，10～60g。若作丸散剂用，每次3～5g。

笔者使用柴胡，大致有两个剂量阶段。治疗风热感冒出现高热时多用大剂量，通常在30g以上，有时多达60g；疏肝解郁时，多用中等剂量，在10～20g。

5. 葛根

——葛根黄酮的解肌作用

【来源】

葛根首载于《本经》，其曰："主消渴，身大热，呕吐，诸痹，起阴气，解诸毒。"其为豆科植物野葛或甘葛藤的根，前者习称野葛，后者习称粉葛。一般生用，也可以煨用，煨葛根长于升阳止泻。

【传统表述】

葛根甘辛性凉，归脾胃经。它能够解肌退热、透疹、生津止渴、升阳止泻。主治：①项背强痛兼发热、恶寒、无汗者，配伍麻黄、桂枝，如葛根汤；兼发热、汗出者，配伍桂枝、白芍等，如桂枝加葛根汤。②麻疹初起或疹出不透，配伍升麻等，如升麻葛根汤。③津伤口渴，配伍黄芪、天花粉等，如《医学衷中参西录》之玉液汤。④脾虚腹泻，宜配伍人参、茯苓、白术等，如七味白术散；若泻下不爽之湿热泄泻，配伍黄芩、黄连等，如葛根黄芩黄连汤。

【药理分析】

葛根含葛根黄酮，又称葛根素，能够直接扩张血管，使外周阻力下降，还能扩张冠脉血管和脑血管，降低心肌耗氧量，增加血氧供应。从这些作用来看，葛根应该具有活血作用。

1. 葛根黄酮的药理作用

（1）葛根黄酮能够解除项背强痛

从《本经》中可以看出，葛根主"诸痹"，痹，即闭，就是关闭不通，不通则痛，即葛根主治各种各样的疼痛，尤其用于颈椎病所致的头项强痛，这在《伤寒论》中有多处记载，如葛根汤主治"太阳病，项背强几几，无汗恶风"，桂枝加葛根汤主治"太阳病，项背强几几，反汗出恶风"，这是葛根最早用于项背强痛的记录。这种解肌作用不仅为临床所证实，而且药理研究发现，本品所含的葛根黄酮对颈部血管具有明显的扩张作用，能较好缓解病人的"项紧"症状。过去，从葛根中提取出的葛根黄酮，广泛用于颈椎病以及心脑血管疾病的治疗。由于其易引起输液反应，现今临床已很少应用。但是，从葛根素曾经辉煌的使用历史可以看出，葛根黄酮具有较好的活血作用。

（2）葛根黄酮具有雌激素样作用

多囊卵巢综合征是生育年龄妇女常见的一种复杂的内分泌及代谢异常所致的疾病，以慢性无排卵（排卵功能紊乱或丧失）和高雄激素血症（妇女体内男性激素产生过剩）为特征，主要临床表现为月经周期不规律、不孕、肥胖、多毛、痤疮等。临床研究发现，其多数患者具有颈椎病或颈椎不适，这为我们应用葛根治疗多囊卵巢综合征提供了药理学依据。一方面，葛根黄酮能够治疗颈椎病；另一方面，葛根黄酮具有雌激素样作用，能够对抗女性体内过多的雄性激素。临床上，笔者常用葛根汤配伍桂枝茯苓丸治疗多囊卵巢综合征所致的不孕。

2. 止泻作用

葛根止泻的机理颇为复杂。其一，药理研究发现，葛根对肠管具有罂粟碱样的解痉作用，也就是说它能够治疗肠痉挛所致的腹部绞痛。虽然没有证实葛根具有止泻作用，但对于肠道感染所致的腹痛、腹泻却具有间接的治疗作用，因为它能够止痛，与西药阿托品的作用机理相类似。止痛的机理，类似于《本经》之葛根主"诸痹"。

其二，葛根还能够对抗组胺受体，抑制肠道分泌，使肠道分泌减少，从而减轻腹泻，这可能是葛根止泻的机理所在。

其三，西医对于腹泻较剧者，多给予输液治疗，没有输液条件者，往往建议口服糖盐水以纠正水、电解质的紊乱。众所周知，葛根含大量的淀粉，经水解后可产生大量的糖，这些糖能够带给患者足够的热量供应。

其四，从《伤寒论》应用葛根的经验来看，下利越重，葛根的用量就越大。葛根黄芩黄连汤主治"利遂不止"，"不止"说明下利较甚，所以方中葛根用至半斤。方中黄连的用量也很大，为三两，黄连苦寒较甚，故须用甘草以缓之，免伤脾胃。再就是，甘草具有盐皮质激素样作用，能够保持体内的水分。湿热下利的主要表现为下利而不爽，常伴有里急后重、发热、腹痛等，而葛根黄芩黄连汤是为对证之方。葛根必须重用方能达到补充糖分、止痛、抑制组胺等作用。再者，笔者大胆推测，葛根含大量淀粉，呈酸性，大量黄连产生的小檗碱，能够与酸结合成可溶性的盐，所以，葛根的另一个很重要的作用是提高了小檗碱的溶出度，增强了黄连的治疗作用。

还有，由于黄连的用量较大，不宜长期服用，治疗急性胃肠炎属于湿热下利者，葛根黄芩黄连汤常用 3 ~ 5 剂。

3. 止渴作用

《本经》记载葛根的第一个功效是"主消渴",可见该书对本品治疗消渴是多么重视。《药性论》用之"止烦渴",《本草经疏》评价葛根为"解散阳明温病热邪之要药也,故主消渴,身大热"。现代药理研究证实,葛根具有降血糖作用,临床多用于糖尿病的治疗。由于胰岛素及二甲双胍的广泛应用,而且糖尿病是终身疾病已经成为人们普遍的认识,糖尿病患者就诊于中医者的确不多。

【案例讨论】

1. 葛根汤加味治疗颈椎病及腰椎病案

王某,女,62岁,外观体胖偏虚,2011年8月13日来诊。有高血压病史,现血压160/90mmHg,服用硝苯地平以控制血压。2010年4月不明原因出现腰部剧痛,经检查证实腰椎间盘突出,合谷穴注射药物8针后(每针65元),腰部疼痛缓解。2010年9月吃完西瓜后突发胃痛,遂到医院检查,发现胃内息肉2个,遂行切除术。刻诊:不仅腰部不适,背部亦觉僵硬,行走200米左右即因腰痛而停止,自述心脏亦不好,咽部不适,汗不多,得温则舒,纳可眠可,二便尚调,腹部柔软,下肢不肿,苔薄腻,脉沉。处以葛根汤合四味健步汤:葛根60g,麻黄10g,肉桂10g,赤芍20g,干姜10g,大枣10g,甘草10g,怀牛膝30g,丹参30g,石斛20g,苍术6g。煎服,每日1剂,嘱每剂药后发微汗为宜。6剂药后已无大碍。

按:葛根汤发汗力强,此患者外观体胖偏虚,似乎不能用葛根汤,在8月13日天气还非常炎热,然而患者依然汗出不多,再加上背部亦觉僵硬，故疏葛根汤。患者除背部症状外，尚有腰部疼痛、高血压等，这是使用四味健步汤的依据之一。而方中的葛根含葛根黄酮，能够扩张颈部的血管，改善局部的微循环，缓解颈部的肌肉紧张。

2. 葛根黄芩黄连汤加味治疗大便溏泄案

王某，男，50岁，形体中等偏瘦，2012年8月30日来诊。

患者大便溏泄几十年，每日1~3次不等，因无腹痛，对其生活影响不大而不重视治疗。数月前，因腹泻加重，到个体诊所治疗，所服中药方甚大，但疗效不显，故来诊。刻诊：早晨吃饭后即泻，黏而不爽，每日大便1~3次，无腹痛，多食水果则腹泻加重，如果食羊肉、辛辣等热性食物则鼻周发红、小便赤涩而热等，纳可，眠可，口不苦，偶尔有腻感，舌体胖大，无齿印，舌苔略腻，脉略细。处以葛根黄芩黄连汤加味：葛根30g，黄芩10g，黄连5g，甘草10g，制大黄10g，干姜10g。煎服，每日1剂。2013年1月14日电话随访，服药10剂，感觉甚好，药后溏泄即止。与前医所处之方截然不同，相比之下，该方不算苦，而且处方价格相当便宜。因距离较远，就诊不便，遂自行继续服上方5剂以巩固疗效，不仅不再溏泄，而且有时还会便干，几十年的便溏，半月治愈，对疗效相当满意。

按：《伤寒论》第34条："太阳病，桂枝证，医反下之，利遂不止。脉促者，表未解也。喘而汗出者，葛根黄芩黄连汤主之。"一般将葛根芩连汤理解为治疗协热而利，相当于《中医内科学》的湿热泄痢，这与临床实际相符，对于湿热泄泻或痢疾，本方最为常用。湿热泻痢，泻下急迫者有之，久患溏泄者亦多见。中医认为久病多虚，该患者虽然溏泄日久，然其大便黏而不爽，这是湿热溏泄的主症。患者食辛热性食物则热象显现，进一步说明了热象的存在，故与葛根芩连汤。配伍制大黄以增强祛除湿热之功。因黄芩、黄连等为苦寒之品，易伤中阳，故配伍干姜以顾护脾阳。

【其他】

《伤寒论》之桂枝加葛根汤、葛根汤以及葛根黄芩黄连汤方后注均注明葛根要先煎，而现行教材未对葛根的煎法做特殊说明，也就是说葛根不需要先煎。

笔者推测，葛根先煎的原因在于其含有大量的淀粉，而且葛根的用量很大，需要长时间的煎煮才能将药材中的淀粉溶出，而淀粉的作用已在前面论述。

笔者使用葛根的用量相差悬殊，15～200g不等。对于脾虚所致的慢性腹泻，一般用量为15～30g；而对于颈椎病、急性腹泻等病证，非大剂量不效，用量达50～200g。

6. 石膏

——清热泻火须重用

【来源】

石膏首载于《本经》，其曰："主中风寒热，心下逆气，惊喘，口干舌焦，不得息，腹中坚痛，除邪鬼，产乳，金创。"其为硫酸盐类矿物硬石膏族石膏，主含含水硫酸钙（$CaSO_4 \cdot 2H_2O$），即为生石膏，生石膏所含的水受高温加热后丢失而成煅石膏。

【传统表述】

石膏，辛甘大寒，归肺、胃经，生用能够清热泻火、除烦止渴，煅用能够收敛生肌。主治：①阳明气分热盛之发热、汗多、脉洪大等，配伍知母、粳米等，如白虎汤；若阳明气分热盛之烦渴者，宜配伍人参等，如白虎加人参汤。②肺热咳喘，配伍麻黄、杏仁等，如麻黄杏仁甘草石膏汤。③胃火上攻之牙痛，与细辛同用，即二辛煎。④溃疡不敛、湿疹瘙痒、水火烫伤等，煅石膏外用，调涂患处。

【药理分析】

1. 量大能够清热

《本经》载石膏主"口干舌焦"，显然系热盛伤津所致。《名医别录》直言本品能够治"头痛身热，三焦大热，皮肤热"，《药性论》载本品治"壮热，皮如火燥"，《日华子本草》以之"治天行热狂"，后世诸多本草对石膏的清热作用亦多有记载。

一般认为，石膏辛甘大寒，其清热作用强。殊不知，石膏之所以具有强大的清热作用，与其剂量有很大关系。张仲景创白虎汤、白虎加人参汤、竹叶石膏汤等方，这些方的清热力量相当之强，因方中生石膏的用量均为1斤，相当于250g。

清代余师愚著有《疫疹一得》，擅长用生石膏治疫疹、温病，曾有"非石膏不足以治热疫"的临床见解。他可能认识到石膏对于温病的重要性，创制清瘟败毒饮，方中用大剂量生石膏六两至八两，相当于现代的180g～240g。

民国名医张锡纯先生也是擅用生石膏的高手，人送外号张石膏，其创制的石膏阿司匹林汤是中药、西药结合的典范。

白虎汤的煎法是用水一斗，相当于现代的2000mL，生石膏在沸水中的饱和度大约为30g/L，那么用量超过60g，生石膏即不再溶解，而用量高达250g的白虎汤、白虎加人参汤等方，岂不是白白浪费许多石膏？

单纯煎煮石膏60g的确达到饱和，但我们也应该知道，石膏不是单用，而是与其他药物配伍。生活经验告诉我们，粳米对石膏具有促溶作用，或粳米与石膏同煎易形成混悬液。《经方杂谈》记载："20世纪90年代，农村的饮水问题尚未解决，仍饮用浅井水，味苦涩。因水中多含钙镁等矿物质，烧水的铝壶数月便结一层厚厚的'水锈'，主要是水中的钙离子因加热而形成的钙盐。一次，烧水的壶漏了，只能用做饭的铝锅烧水，半月的时间，锅内也结了一层'水锈'，后购得了新壶，再次用烧水的锅煮稀饭，不料饭熟之后，'水锈'全都混入饭中了，不能吃了。因悟谷米（做饭用小米，白虎汤用粳米，同类）可使'水锈'溶解，难怪烧水的壶用久了生'水锈'，而做饭的锅从来不生'水锈'。由此想到了白虎汤中的石膏、粳米，石膏主要成分为硫酸钙，微溶于水，若不用粳米汤煎药，石膏难以被吸收利用。这么说，粳米不仅仅能护胃、养胃，还有促进石膏吸收利用的作用，是白虎汤中不可缺少的一味。"

药理研究证实，对伤寒、副伤寒混合疫苗或消毒牛乳致热的家兔，石膏煎剂灌胃或灌肠有解热作用，含石膏的白虎汤解热作用更强，但用草酸钠去钙后，白虎汤即无解热作用，而内服氯化钙也能产生解热作用，故认为石膏的解热作用与其中所含的钙有关。

既然石膏清热作用与其所含的钙有关，那么钙的析出越多，其清热作用就越强。所以，临床大剂量使用石膏时，需配伍促溶药如粳米。因为粳米含大量的淀粉，笔者大胆推测，含大量淀粉的药物能够对石膏产生促溶作用。如药房一般不备粳米，有的医者用山药来代替之，其实并不难理解。

2. 量小能够除烦

《本经》即载石膏能够"除邪鬼"，《名医别录》谓之止"烦逆"，《药性论》载之治"烦渴"，主"烦满"，《日华子本草》用之治"心烦躁"等，可以看出，石膏清热除烦的作用已被古籍广泛记录。

《伤寒论》之大青龙汤主治"发热恶寒，身疼痛，不汗出而烦躁"，证属太阳伤寒兼里有蕴热，故用麻黄、桂枝等以发汗解毒，用小剂量的石膏（如鸡子大）以清热除烦。

心烦一症，有热证，也有寒证。如果伴有自汗出而口干者，属热者居多，临床在辨证处方的基础上，配以石膏、连翘等，常收佳效。

现行教材言自汗者属气虚，盗汗者属阴虚。依笔者之见，不论是自汗，还是盗汗，实热者居多，清热即能治愈，屡试不爽。当然，对自汗、盗汗伴有口干、口渴而心烦者，非石膏莫属。经方大师胡希恕先生的经验，只要出现口干就可以用石膏。

【案例讨论】

1. 大柴胡汤加味治疗支气管炎案

焦某，女，60岁，形体偏实偏胖，2013年12月23日初诊。儿媳伴诊。

自述有支气管炎病史18年，每年冬天必发。刻诊：胸闷、气喘、咳嗽达数周之久，服过中成药、西药，疗效不显。吐痰量少，但易咯，咽喉不红不肿，纳可，口干但不苦，咽干，头晕，二便调。舌质红，苔黄腻，脉弦滑有力。否认高血压病史。据其儿媳称，婆婆晚上说梦话较多，有时从梦中哭醒。处以大柴胡汤加味：柴胡30g，黄芩10g，姜半夏20g，枳实20g，制大黄10g，白芍20g，生姜30g，大枣30g，桔梗10g，生石膏30g。4剂，煎服，每日1剂。

12月27日二诊：胸闷减，阵发性咳嗽亦减，口干、唇干，不欲饮水，舌苔黄腻，脉弦滑有力，大便调。上方加生石膏至100g，继服6剂。

2014年1月2日来诊，每天咳嗽一两次，现不胸闷，口干愈，大便调，舌苔薄白，脉弦滑有力稍减，嘱停药。

3月12日随访，一切安好，不胸闷，无咳嗽，也再无听见其婆婆从梦中哭醒过。

按：患者有支气管炎病史18年，每年冬天必发，似乎有虚的一面，但患者就诊时以胸闷为主，即胸胁苦满，伴咽干、头晕，属于少阳病，究竟是用小柴胡汤呢，还是大柴胡汤？再就是"婆婆晚上说梦话较多，有时从梦中哭醒"，是否考虑是"触事易惊，梦寐不祥，或异象眩惑"？是否考虑用温胆汤？

考虑到患者体质偏实偏胖，舌质红，苔黄腻，其脉弦滑有力，故予大柴胡汤。因其咽中有痰，故加桔梗；因其咽干，故加入石膏 30g。二诊时因其口干、唇干，大便不溏，故与石膏 100g 以清其热。

大柴胡汤主治少阳阳明合病，理论上既要有少阳病的临床表现，如往来寒热、胸胁苦满、口苦等，又要有阳明病的临床表现，即大便干结或大便不畅、脘腹胀满等。该病例没有明显的阳明病，腹诊又没有做，是否是"按之心下满痛"，则不明确。但与生石膏 30g，病人大便不溏，又与 100g，大便仍然不溏，故知患者中焦不虚，不虚便可用大柴胡汤。

2. 麻黄细辛附子汤加味治疗慢性鼻炎案

张某，男，21 岁，形体中等，面色润泽，2014 年 3 月 17 日以慢性鼻炎来诊。

5 年前，患者不慎患鼻炎，经反复发作，遂转变为慢性。刻诊：鼻塞，不流涕，只有一侧鼻孔通气，左躺左塞，右躺右塞，影响睡眠。伴有口渴喝水多，纳佳，腹直肌紧张有力。舌质淡胖，有齿印，脉弦滑有力。遂处以麻黄细辛附子汤加味：麻黄 10g，细辛 10g（先煎），附子 10g（先煎），石膏 50g，白芷 30g。6 剂，煎服，每日 1 剂。

3 月 23 日获悉，服药 2 剂，鼻子通气，上药服完，未再发作。

按：患者以鼻塞不通为主诉就诊，临床上治疗此类病证，大多处以麻黄汤或小青龙汤再加上通鼻窍之品如细辛、辛夷、苍耳子之类。那么笔者是如何想到应用麻黄细辛附子汤呢？

麻黄，其味辛散，能够宣发肺气，畅通鼻窍。细辛，不仅能够散寒，而且能够通鼻窍。附子的应用指征在哪里呢？其舌质淡胖，有齿印，这就是使用附子的指征。三药组方，麻黄细辛附子汤也。重用白芷，目的也是为了畅通鼻窍。

而石膏的应用指征在哪呢？笔者借助于胡希恕老先生的经验，但凡见口渴喝水多者，必用石膏也。再就是其脉弦滑有力，热也，这也是使用石膏的指征。

【其他】

石膏有生用与煅用两种用法，现今临床已经很少应用煅石膏。

生石膏的用量相差悬殊，为 15 ~ 250g。一般来讲，热势较轻者，仅表现为口干、心烦等，用量较小，15 ~ 30g 为宜。对于高热伴汗出、口烦渴者，用量须大，一般用 60 ~ 250g。对于热象极重者，石膏的用量还可以再大。

7. 栀子

——栀子苷的镇静除烦作用

【来源】

栀子首载于《本经》，其曰："主五内邪气，胃中热气，面赤酒疱齇鼻，白癞赤癞疮疡。"其为茜草科常绿小灌木植物栀子的干燥成熟果实，以个小、皮薄、饱满、色红艳、完整者为佳。栀子可生用、炒用或炒焦用。生用，长于泻火；炒用，苦寒之性缓和，不易损伤中气；炒焦，善于凉血止血。

【传统表述】

栀子苦寒，归心、肺、三焦经。它能够泻火除烦、清热利湿、凉血解毒。常用于：①热病心烦，配伍淡豆豉，如栀子豉汤。②湿热黄疸，配伍茵陈、大黄，即茵陈蒿汤；湿热淋证，配伍大黄、车前子等，如八正散。③血热吐衄，配伍黄芩、黄连等，如黄连解毒汤。④热毒疮疡，配伍黄连、川芎等，如温清饮。

【药理分析】

1. 镇静除烦

《本经》描述栀子只云主"胃中热气"，而未提及心烦，"胃中热气"可能是心烦的一种延伸。而在《伤寒论》中多次用栀子类方治疗心烦，如栀子豉汤主治"虚烦不得眠，若剧者，必反复颠倒，心中懊憹""烦热，胸中窒"等。除上述症状外，栀子甘草豉汤主治"若少气者"；栀子生姜豉主治"若呕者"；栀子厚朴汤主治"伤寒下后，心烦，腹满，卧起不安者"；栀子干姜汤主治"伤寒，医以丸药大下之，身热不去，微烦者"，从以上的描述可以看出，栀子主治心烦无疑。

从烦的字形来看，从火从页，火是热邪，是指烦是由于热扰心神所致。页在古代是指头颅。"烦"字之前冠以"虚"字，说明了病邪的性质是"虚"，而非"实"。但这种"虚"，并非指人体正气不足所造成的虚，而是指与有形的邪气相对而言的虚，无形的为虚，如无形的邪热即为虚邪；有形的为实，如人体内的痰饮、瘀血等均为实邪。《伤寒论》第375条之"按之心下濡"，即为"按之心下软"，说明无痰饮、瘀血等实邪。

此处的"烦"，不仅是患者表述出来的心情不佳，有时医者也能够直接观察到。如患者容易紧张，表现为与他人交流时局促不安，或搓衣角；或不停在挠头；或因紧张而说话时吐字不清、表达不流畅；或未曾说话却满脸通红，这些情况均属于烦的范畴。

此类患者可能平时睡眠欠佳，若改变睡觉场所或与他人同宿，则可能因担心自己影响别人休息或别人影响自己休息而时感不安或紧张，导致睡眠不佳，或越是紧张而越不能入睡等情况，均可用栀子来清心镇静除烦。

现代药理研究发现，栀子具有较强的镇静安定作用，可能与其所含的多种苷类有关，如异栀子苷、去羟栀子苷等，临床常用于各种疾病伴有焦虑症状或焦虑症的治疗。焦虑症，又称焦虑性神经症，是一种具有持久性焦虑、恐惧、紧张情绪和自主神经活动障碍的脑功能失调，常伴有运动性不安和躯体不适感。这样的患者常表现为焦虑、恐慌和情绪紧张，感到最坏的事即将发生，常坐卧不安，缺乏安全感，整天提心吊胆、心烦意乱，对外界事物失去兴趣。严重时有恐惧情绪，对外界刺激易出现惊恐反应，常伴有睡眠障碍和自主神经功能紊乱现象，如入睡困难、做噩梦、易惊醒、面色苍白或潮红、易出汗、四肢发麻、肌肉跳动、心慌、胸部有紧压感或窒息感、食欲缺乏、口干、腹部发胀并有灼热感、便秘或腹泻、尿频、月经不调、性欲缺乏等。

栀子豉汤是一个小方，临床常与他方配合使用。半夏厚朴汤加栀子、黄芩、连翘、枳壳而成黄煌教授的除烦汤，临床上用于治疗内热所致的自汗、盗汗等，常有良效。

2. 治疗食管炎

栀子对食管炎具有特殊的针对性，栀子煎液在进入胃的过程中，必然经过食管，对食管炎具有直接的治疗作用。栀子所含多种苷类，能够消除食管局部的炎症，对于食管炎之食管黏膜充血、水肿、表面糜烂及浅小溃疡之炎症明显者，疗效尤为卓著。《伤寒论》第 77 条明确指出，栀子豉汤主治"发汗，若下之，而烦热，胸中窒"，"胸中窒"，即胸部后侧憋闷感、窒息感，食物下咽过程中不适感、阻塞感，这就是食管炎之表现。

并非所有的食管疾病都可以用栀子，比如食管癌患者，如有手术指征，最好选择手术治疗。

3. 治疗痤疮

痤疮是毛囊皮脂腺单位的一种慢性炎症性皮肤病，主要好发于青少年，对青少年的心理和社交影响很大，但青春期后往往能自然减轻或痊愈。临床表现以好发于面部的粉刺、丘疹、脓疱、结节等多形性皮损为特点。

痤疮的发生与皮脂分泌过多、毛囊皮脂腺导管堵塞、细菌感染和炎症反应等因素密切相关。

细菌感染和炎症反应主要表现为脓疱型痤疮，即表现为脓头，感染症状明显，此类痤疮最宜应用栀子，在《本经》中即记载栀子主"面赤酒疱齄鼻，白癞赤癞疮疡"，大都属于皮肤类疾患。因为栀子具有广谱抗菌效果，对多种细菌均具有显著的抑制或杀灭作用，能够对抗炎症的发生。临床凡见于有脓头的痤疮，均可使用栀子，栀子宜与黄连、黄芩等同用，如黄连解毒汤；也可与当归、熟地黄、黄连等同用，如温清饮。

但无论如何，痤疮属于难治性疾病，只有坚持服药，树立信心，才能取得良好的治疗效果。

4. 消炎利胆

《伤寒论》之茵陈蒿汤主治"但头汗出，身无汗，剂颈而还，小便不利，渴饮水浆者，此为瘀热在里，身必发黄""身黄如橘子色，小便不利，腹微满者"，栀子柏皮汤主治"伤寒，身黄，发热者"。以上两方都用了栀子，而且栀子柏皮汤以栀子作为主药，可见栀子能够消炎利胆退黄。药理研究发现，栀子提取物可使胆汁分泌量增加而有利胆作用。笔者推测，其利胆作用不仅是通过促进胆汁分泌这一条途径来实现的，更重要的是其消炎作用。

茵陈蒿汤由茵陈、栀子、大黄三药组成，其中，茵陈能够清热利湿退黄，栀子是治疗湿热黄疸和湿热淋证的常用药物，大黄不仅能够通腑泄热，而且能够利胆退黄。三药合用，能够清热利湿退黄，治疗湿热黄疸。药理研究发现，以上三药均具有较强的促进胆汁分泌作用。现临床上多用茵栀黄口服液或注射液治疗急性与慢性肝炎。

【案例讨论】

1. 除烦汤加桑叶治疗盗汗案

李某，男，52岁，面红脸圆，形胖体壮，身高170cm，体重80kg。2013年3月23日来诊。

外观看上去身体非常结实，但平素易出虚汗，干体力活、吃饭时均易出汗，明显比他人多汗，曾自服六味地黄丸，有效，但不持久，虽然就诊时天气不热，但新增盗汗，几乎每晚必作，因其脉数而有力，故测其血压，210/120mmHg，但患者否认高血压病史和家族史，其纳眠均佳，嗜酒多饮，不吸烟，自觉咽部发热，有痰，口不干不苦，但略有腻感，大便易稀，苔润不厚。处以除烦汤加味：姜半夏30g，厚朴30g，茯苓60g，紫苏梗30g，干姜20g，连翘100g，黄芩20g，栀子30g，枳壳20g，红枣20g。6剂，煎服，每日1剂。同时予以桑叶10g，打粉，分2次冲服，连服6天。

6月22日以求药酒方进行调理身体而来诊，得知上药效果非常理想，药服6剂，盗汗即除，痰亦净，上次来诊虽然血压很高，但始终未服降压药，今日血压135/85mmHg。

按：现行教材一般认为"气虚自汗，阴虚盗汗"，然从临床实际情况来看，教材上的观点与临床相去甚远，自汗有气虚、阳虚、阴虚、湿热等多种证型，盗汗亦有阴虚、实热等多种证型，尤以实热所致的盗汗最为常见。笔者受黄煌老师的影响很大，记得2008年跟随黄煌老师抄方期间，治疗盗汗，黄师基本选用除烦汤，即半夏厚朴汤加连翘、黄芩、栀子等清热之品，疗效非常满意，对此，笔者的印象也非常深刻。因该患者以盗汗为主诉来诊，笔者直接继承黄师经验，处以除烦汤，其中方中连翘用量多达 100g，其目的就是清热。

从辨证的角度来分析，患者就诊时虽然没有明显的热象，但其脉数而有力，绝非虚证，此乃热象。患者嗜饮白酒，易于生热。汗出为热迫津泄之故。这些都是选用清热治法的重要依据。

2. 栀子生姜豉汤治疗胸中如有物阻案

郭某，男，20 岁，形体中等偏瘦。2013 年 12 月 9 日诊。

10 余天前食物中毒后，出现上吐下泻。昨日外感，今日将愈。刻诊：纳食则呕吐，咽喉不适，胸中如有物阻。眠可，舌脉无异常。处以栀子生姜豉汤：栀子 30g，淡豆豉 30g，干姜 30g。5 剂，水煎服，每日 1 剂。服药 2 剂，胸中畅通，呕吐不作，服药 5 剂，痊愈。

按：本例患者即为吐下之后出现胸中如有物阻，与伤寒论第77 条"发汗若下之，而烦热，胸中窒者"相同，又因患者纳食则呕吐，故加干姜代生姜，即为栀子生姜豉汤。方证相对，效如桴鼓。

3. 半夏厚朴汤合四逆散治疗胃痛案

王某，男，52 岁，身高 170cm，体重 69kg，面色黄暗，满脸抑郁，2014 年 5 月 6 日初诊。

患者于 2010 年因患阑尾炎而行阑尾切除术。胃脘痛 10 余年，常吃中药，时好时坏，2013 年春天胃镜检查有慢性浅表性胃炎。其人为一地板砖安装工，工作压力大，在家有 80 多岁老父亲常年卧病在床，每遇事则心烦意乱。

刻诊：胃脘胀痛不适，心下按之不适，腹部膨大。从咽喉至心下难受，不喜纳凉，不纳辛辣，亦从不敢饮酒。乱梦纷纭，从来都记不住，容易入睡，但睡后容易惊醒，这种情况已持续多年。每因生气或情绪不佳时，胃脘胀痛则加剧，冬天手不冷，舌苔白腻，脉沉细。

处以半夏厚朴汤合四逆散：姜半夏 30g，厚朴 15g，紫苏梗 15g，茯苓 15g，干姜 30g，柴胡 15g，枳壳 15g，白芍 15g，甘草 10g，红枣 15g。6 剂，煎服，每日 1 剂。

5 月 28 日二诊：患者连服 12 剂，胃脘痛已经除，心下不再按痛，大便正常，舌苔已经转正常，脉沉细。唯感到从咽至胃脘部有疼痛。仍处以上方：改干姜为生姜 30g，加栀子 20g，淡豆豉 20g。6 剂，煎服，每日 1 剂。嘱病愈后可不必再来诊。6 月 8 日随访，病已痊愈。

按：此人给笔者的第一感觉是抑郁症，从中医的角度来讲，是肝气不疏。肝气不疏则易犯脾胃，每每导致胃脘部胀痛不适，此之谓痞。治痞用半夏，因半夏具有消痞散结之功。再加上患者乱梦纷纭，更加坚定了笔者应用半夏的信心，而且一定要重用。

然而，究竟是用温胆汤，还是半夏厚朴汤？这的确是一个难题，从患者的临床表现无法判断。然而，患者抑郁倾向明显，加之家庭内外生活压力较大，遂毅然采用半夏厚朴汤合四逆散。方证相对，效如桴鼓。

二诊时，患者唯感到从咽至胃脘部有疼痛，此之谓"心中结痛"也，用栀子豉汤。

【其他】

中医用栀子，一般有两种情况，一是烦，一是热。若用于烦，可根据烦的轻重，酌定用量，5～20g 不等。而用于热，症见舌红、唇红者，用量宜大，15～30g 为宜。

　　再就是根据患者大便情况酌定使用栀子。《伤寒论》第81条指出"凡用栀子汤，病人旧微溏者，不可与服之"，说明栀子苦寒易于败胃，伤阳气，所以对于脾胃虚弱之便溏者，不宜用。而对于心烦焦虑而兼有便溏者，可酌情配伍干姜以制约栀子的苦寒之性。

8. 黄芩

——黄芩苷的广谱抗菌作用

【来源】

黄芩首载于《本经》，其曰："主诸热，黄疸，肠澼泄利，逐水，下血闭，恶疮疽蚀，火疡。"其为唇形科多年生草本植物黄芩的干燥根。黄芩的主要成分为黄芩苷。在温度、湿度适宜，所含酶的催化作用下，黄芩苷易被水解成黄芩素，黄芩素再进一步氧化，其治疗作用大为降低。所以采收黄芩后，稍加处理，再进行蒸制，所含酶即被破坏，这种方法叫"杀酶保苷"。黄芩原本色黄，若变成绿色，则说明黄芩苷已经被水解或氧化，其质量已经下降。

【传统表述】

黄芩味苦性寒，归肺、胆、脾、胃、大肠、小肠经。它能够清热燥湿、泻火解毒、止血安胎。常用于：①湿温之胸闷呕吐，配伍白豆蔻、藿香等，如甘露消毒丹；湿热泻利，配伍葛根、黄连等，如葛根黄芩黄连汤。②肺热咳嗽，配伍连翘、金银花等。③血热吐衄，配伍大黄，如三黄泻心汤。④热毒疮疡，配伍栀子、黄连等，如黄连解毒汤。⑤气虚血热之胎动不安，可与白术等同用。

【药理分析】

中医认为，黄芩能够清热，这在古籍本草中多有记载，如《本经》谓"主诸热"，诸热，说明黄芩可用于多种热证。《名医别录》谓之"疗痰热，胃中热"，《药性论》谓"能治热毒"，《日华子本草》谓之"主天行热疾"，《本草纲目》用之"治风热湿热头疼，奔豚热痛，火咳肺痿喉腥，诸失血"，《雷公炮制药性解》载之"主崩淋热疽"。药理研究发现，黄芩主含黄芩苷，具有广谱抗菌作用，广泛用于痢疾杆菌、伤寒杆菌、金黄色葡萄球菌、肺炎双球菌、溶血性链球菌等细菌引起的感染。

1. 止血

《本经》并未记载黄芩能够止血，而《金匮要略》用泻心汤治疗"心气不足，吐血衄血"，说明泻心汤能够泻火止血。泻心汤由大黄、黄芩、黄连三药组成。药理研究表明，大黄具有止血作用。现行教材明确表示，黄芩确具止血之功，然而缺乏药理支持。所以，笔者认为，泻心汤是通过泻火作用达到止血目的的。

泻心汤一般用于血热妄行之上部出血证，如吐血、衄血、牙龈出血、眼底出血等，而对于下部出血，泻心汤则很少应用。

《金匮要略》之黄土汤主治"下血，先便后血，此远血也"，方中除黄土、阿胶能够止血外，黄芩也具有止血作用。

《伤寒论》之黄连阿胶汤虽然主治"心中烦，不得卧"，但现代临床用于血热之月经过多，方中除阿胶止血外，黄芩也具有止血作用。

通过以上三方的研究，笔者初步推测，黄芩具有止血作用，但黄芩止血的成分尚不清楚。

2. 治疗肺部感染

黄芩主含黄芩苷，具有广谱抗菌作用，广泛用于金黄色葡萄球菌、肺炎双球菌、溶血性链球菌等所致的肺部感染，如急性支气管炎、急性肺炎等。用经方治疗肺部感染，一般不首选含黄芩的方剂，而常用麻黄杏仁甘草石膏汤，临床上有麻杏甘石片、麻杏甘石口服液等制剂。时方常用黄芩治疗肺部感染，临床上或配伍他药成汤剂，或用双黄连口服液、双黄连针等成药。

初涉医林的李时珍，突患感冒，咳嗽不止，久治不愈，进而病情加重，肌肤火燎，骨蒸劳热，烦渴引饮，脾胃呆滞，不思饮食，六脉浮洪。虽服过柴胡、麦冬、荆芥、竹沥等解表退热、润肺清心之剂，仍无见效。他想，如此下去必死无疑。李时珍之父李月池在查阅历代医书时，发现金元四大家之一的李杲在《东垣十书》中记载有清金散"肺热如火燎，烦躁引饮而昼盛者，气分热也，宜一味黄芩汤，以泻肺经气分之热"，李月池遂用黄芩一两，加水两盅，浓煎一盅，让李时珍服用，服后不久，身热全退，逐渐恢复了健康。从此，李时珍对黄芩推崇备至："药中肯綮，如鼓应桴，医中之妙，有如此哉。"

3. 治疗胆囊炎

传统认为，黄芩主要归肺、胆经，治疗肺部感染当然属于肺经的范围，上文已经论述。其归胆经，则治疗胆经的病变，胆囊炎、胆结石等显然属于胆经的病变，小柴胡汤、大柴胡汤是治疗胆囊炎、胆结石的常用方。

小柴胡汤、大柴胡汤都是由柴胡半斤、黄芩三两组成，除了柴胡具有疏肝、抗炎、利胆作用外，黄芩的作用也不可忽视，它具有抗菌消炎作用，对急性与慢性胆囊炎具有直接治疗作用。此外，黄芩还具有保肝、利胆作用，对胆囊炎也具有辅助治疗作用。

4. 治疗肠道感染

肠道感染的表现一般有腹泻，而《本经》载黄芩主"肠澼泄利"，《名医别录》用之疗"小腹绞痛"，《药性论》谓之能治"肠胃不利"。纵观其应用，《伤寒论》第 172 条"太阳与少阳合病，自下利者，与黄芩汤。"黄芩汤由黄芩三两、芍药二两、炙甘草二两、大枣十二枚组成，方中黄芩能够抗菌消炎止痢，芍药能够缓急止痛，主治湿热下利之轻证，汪昂在《医方集解》中称此方为"万世治痢之祖方"。

《伤寒论》第 34 条之葛根黄芩黄连汤主治"利遂不止……喘而汗出"，方由葛根半斤、黄芩三两、黄连三两、炙甘草二两组成，主治湿热下利之重证。方中葛根的作用已经在"葛根"条中论述，黄芩具有广谱抗菌作用，可以用于肠道感染如急性胃肠炎等。

实际上，半夏泻心汤、甘草泻心汤、生姜泻心汤、干姜黄芩黄连人参汤中均含黄芩三两，其作用都是治疗胃肠道感染，只不过，黄芩与人参、大枣、干姜等同用后，对胃肠道的菌群具有调节作用，而不是单纯的杀菌作用。

【案例讨论】

1. 三黄片治疗牙齿出血案

2015 年 7 月 26 日我出差去上海，在上海期间，一刷牙，牙龈就出血，当时也没太在意。8 月 3 日去了黄山，情况照旧，一刷牙就出血，依然没太在意。8 月 16 日到了北京，出血加剧，用舌头舔一下牙齿，牙龈就会出血，刷牙时鲜血满口。

除此以外，一切照旧，没有生气上火的症状，没有痘痘发作，没有眼屎增多，没有口腔溃疡，饮食正常，大便正常，喝水少了小便黄，喝水多了则小便清，舌苔正常，脉搏 58 次/分。单纯依靠辨证，则无证可辨。我想，可能是牙齿发炎，吃点红霉素加灭滴灵，消消炎，有可能会治好。但是转而想到了经方治疗，如果有大黄黄连泻心汤的成药该多好啊。可惜没有。那三黄泻心汤也不错，三黄片是有成药的。于是到北京安定门的一家药店去买三黄片，那家药店的药师随口就问："哪儿上火了？"答曰："哪儿也没上火，就是牙龈出血。""三黄片能治牙龈出血？没听说过。"

回到酒店后，按说明书的三倍量服用，即说明书上写"每次4 片，每日 2 次"，我则每次 6 片，每日 3 次。吃了两天，感觉有效，出血量明显减少。回到烟台后，又吃了 1 天。回到莱阳后，忘了带药，于是让儿子到药店买了一盒，只够服用 1 天半的，吃完为止。现停药已 2 天了，出血完全停止。

按：《金匮要略》记载"心气不足，吐血，衄血，泻心汤主之"，看来，泻心汤不止治疗吐血与衄血，治疗牙龈出血也是有效的，因为吐血、衄血、牙龈出血都属于上部出血。

泻心汤主治"心气不足，吐血，衄血"，系由上部火热迫血妄行所致。记得那几天喝白酒有点多，不知是否与之有关。买三黄片之前，心里还犯嘀咕，三黄片能与三黄泻心汤相比吗？三黄片是由大黄、盐酸小檗碱、黄芩浸膏组成，其中，盐酸小檗碱就是黄连素，而今天的黄连素有些甚至不是从黄连里面提取出来的，而且是单体，能与黄连这一多体相提并论吗？然而，事实证明，用三黄片治疗牙龈出血还是有效的。

2. 除烦汤加味治疗咳血案

吴某，男，21岁，身高165cm，体重51kg，2017年9月19日以咳血1年而就诊。

患者自述于2016年中秋节期间贪食辛辣与白酒，当晚开始出现咳血，色鲜红，有血块。去年因为感冒而患慢性咽炎，间断服用药物进行治疗，但一直未愈。出血时曾去医院就诊，医生说毛细血管脆弱，建议多饮水、别抽烟，未给予治疗。

刻诊：2天前早晨起来，嗓子痛，咳血，今天有减少迹象，但仍咳嗽有痰，痰稠，咽喉部有异物感。伴渴喜饮冷，嘴唇干燥，饮食胃口一般，容易胀气，胃部经常刺痛，大便几天1次，不干，入睡困难，睡眠浅，白天犯困，精神疲倦，易烦躁，怕热，易盗汗，舌苔薄少，色偏红。

疏除烦汤加味：姜半夏6g，制厚朴10g，茯苓12g，紫苏梗12g，干姜3g，黄芩10g，连翘20g，枳壳10g，熟大黄3g，栀子10g。颗粒剂，7剂，每日1剂，分2次温开水冲服。

9月28日患者反馈，仅吃了2日药，嗓子不再疼痛，再服2日，咳血已止。

按：半夏厚朴汤来源于《金匮要略》，原文主治"妇人咽中如有炙脔"，咳之不出，咽之不下，相当于慢性咽炎。该案患者即有慢性咽炎，故用半夏厚朴汤。

患者以咳血而来诊，伴有咽痛、渴喜饮冷、嘴唇干燥、烦躁、怕热、易盗汗，一派火热上炎之征象，故在半夏厚朴汤的基础上加黄芩、连翘、栀子、熟大黄等清热泻火之品。此外，大黄、黄芩、黄连即组方《金匮要略》之三黄泻心汤，主治"心气不足，吐血衄血"，当然也可以治疗咳血或咽喉出血，只是方中缺少了黄连。方中熟大黄并非用于泻下，而是用于泻火。

3. 小柴胡汤合半夏厚朴汤加减治疗咳嗽案

王某，女，47 岁，教师，身高 172cm，体重 75kg，形体高大，身体壮实，说话铿锵有力。2016 年 11 月 24 日以咳嗽数日而来诊。

咽炎 10 余年，近期常咳嗽有痰，咳痰不爽。平时不发作，咽炎无症状，遇讲课多或者声音大时，病情加重，反复发作，经久不愈。最近几日咽痛明显加重，咳嗽加剧，夜间明显，未治疗。

11 月 17 日，患者因发高热而致昏睡整天，头晕明显，服用复方大青叶片和穿王消炎片后，高热未退，周身不适，遂到医院输液 2 天，发热退。至今咽喉仍痛，于我处就诊。

刻诊：患者咳嗽明显，咳吐白黏痰而不爽，咽喉红肿，异物感明显，纳食正常，睡眠不实，时有头晕，四肢常冷，时有胸闷，大便正常，舌苔腻略黄，脉无异常。处以小柴胡汤合半夏厚朴汤加减：柴胡 30g，黄芩 10g，姜半夏 20g，干姜 15，细辛 10g，五味子 10g，厚朴 20g，紫苏梗 20g，茯苓 20g，桔梗 10g。5 剂，煎服，日 1 剂。

12 月 1 日反馈，药仅服 7 袋（即 3 剂半）而痊愈，余药未再服用。

按：急性发热，一般由外感引起。外感发热，须分清寒热。辨寒热，须查咽喉。咽喉不红不肿者，大都属寒；咽喉红肿热痛者，大多属热。

关于外感表证并非像某些教材所称的那样，发热高者，属风热；恶寒重、发热轻者，属风寒。那么，试问一下，发热高达 39.5℃，而特别恶寒者，应属风寒还是风热？

所以，临床上不能以发热的轻重或恶寒的轻重作为判断风寒、风热的标准。笔者判断风寒、风热的标准即为查看咽喉的情况。同样，急性咳嗽的辨证仍需查咽喉，咽喉红肿者，属热；不红不肿者，属寒。

该患者就诊时咽喉红肿，证属风热。以咳嗽为主诉就诊，用干姜、细辛、五味子，属于张仲景心法。患者时有胸闷，属于胸胁苦满的范畴，《伤寒论》第101条指出"伤寒中风，有柴胡证，但见一症便是，不必悉具"，从而确定用小柴胡汤加减。

还有，患者就诊时咽喉部异物感明显，这符合《金匮要略》"妇人咽中如有炙脔，半夏厚朴汤主之。"

故最终确定用小柴胡汤合半夏厚朴汤加减，辨证准确，效如桴鼓。

【其他】

黄芩的用法一般有三种，即生用、酒炒用、炒炭用。清上焦热，用酒炒黄芩；用于止血，宜用黄芩炭。而《伤寒杂病论》尚无黄芩炭的应用记录，《金匮要略》用泻心汤治疗吐血、衄血，方中黄芩是生品，而不是黄芩炭。可见，生黄芩也具有止血作用。

黄芩的用量一般不大，5~20g为宜。

9. 黄连

——小檗碱乃肠道感染圣药

【来源】

黄连首载于《本经》，其曰："主热气，目痛眦伤泣出，明目，肠澼腹痛下利，妇人阴中肿痛。久服令人不忘。"其为毛茛科多年生草本植物黄连、三角叶黄连或云连的根茎。四川、云南产者质量均佳，有川连、云连之称。因其根茎多分枝，常 3~6 支成束，呈稍弯曲状，形如鹰爪、鸡爪，又有"鹰爪连""鸡爪连"之名。一般来说，特别苦的药物大多具有较强的寒性。黄连味甚苦，故具有大寒之性，清热力强。

【传统表述】

黄连苦寒之性特强，归心、脾、胃、胆、大肠经，具有较强的清热燥湿、泻火解毒之功。主要用于：①肝火犯胃之呕吐、吞酸，与吴茱萸同用，即左金丸；②寒热互结之心下痞满，配伍干姜、人参等，如半夏泻心汤；③湿热泻痢，配伍葛根、黄芩等，如葛根黄芩黄连汤；④热毒炽盛之痈肿，配伍栀子、黄芩等，如黄连解毒汤；⑤胃火炽盛之消渴，可与麦冬、地黄等同用。

【药理分析】

黄连主含小檗碱、黄连碱、甲基黄连碱等多种生物碱，其中小檗碱为其代表性成分。现代药理研究发现，小檗碱具有广谱抗菌作用，尤其对于肠道易感菌抑制作用较强。

1. 治疗胃炎

黄连苦寒，易于败胃，但小剂量应用却有健胃之功。《伤寒论》之半夏泻心汤乃寒热互结之慢性胃炎专方，方用半夏半升，黄芩、干姜、人参、炙甘草各三两，黄连一两，大枣十二枚组成，方中黄芩与黄连之比为3∶1，黄连的用量较小。黄连主含小檗碱等生物碱，能够直接中和过多的胃酸，从而减弱了攻击因子的攻击力量，而人参、大枣、炙甘草能够增强胃黏膜的防御作用。从根本上扭转了攻击因子与防御因子的动态平衡，恢复胃黏膜的正常生理功能。

与半夏泻心汤相似的经方还有甘草泻心汤、生姜泻心汤等诸方，诸方黄连的用量不能过大，仅用一两，黄芩与黄连的用量之比始终为3∶1。

2. 治疗痢疾

细菌性痢疾是由痢疾杆菌感染引起的肠道传染病。痢疾杆菌经消化道感染人体后，引起结肠黏膜的炎症和溃疡，并释放毒素入血。临床表现主要有发热、腹痛、腹泻、里急后重、黏液脓血便，同时伴有全身毒血症症状，严重者可引发感染性休克和中毒性脑病。《本经》载黄连主"肠澼腹痛下利"，肠澼是痢疾的最早提法。鉴于痢疾的临床表现，以湿热痢疾最为常见。黄连苦寒，能够清热燥湿止利，最为对证，被历代医家称为泻痢要药。

痢疾可表现为过度腹泻，因过度腹泻丢失了大量的碱性肠液，所以容易引起代谢性酸中毒。从药理的角度讲，黄连主含小檗碱等生物碱，进入机体后能够中和多余的酸，从而纠正代谢性酸中毒；另一方面，小檗碱等生物碱对痢疾杆菌、伤寒杆菌等细菌具有杀灭作用，对痢疾具有直接治疗作用；此外，小檗碱能够抑制胃肠黏液分泌，减轻渗出，从而起到止泻作用。所以，黄连不仅对痢疾杆菌具有杀灭作用，而且对痢疾的治疗是多方面的。

需要强调的是，用于痢疾时，黄连的用量一定要足，《伤寒杂病论》用黄连治痞证一般为一两，而治疗痢疾的经方葛根黄芩黄连汤则用黄连三两，也只有量大，才能够对痢疾杆菌产生强大的杀灭作用，才能纠正代谢性酸中毒。

痢疾被现代医学确定为急性肠道传染病，一旦确诊，便听从于西医治疗，中医很少有介入的机会。有些转变为慢性的痢疾可能会寻求中医诊治，那时，乌梅丸的应用概率较大。因为乌梅丸亦"主久利"，组成中也含有黄连。

3. 镇静安神

《本经》并未提及黄连的安神作用，只言黄连"主热气……久服令人不忘"，似乎"热气"与"令人忘"之间有什么必然联系。

火热体质的患者除了具有眼屎多、口中干苦、纳多易饥、大便干结、舌苔黄厚、脉象滑数有力外，其血黏度增高、头脑昏沉、记忆力下降等也常常是患者的主诉，说明"热气"可以导致"令人忘"。此时，患者服用黄连解毒汤三五剂之后，常常感觉口中清爽、头目清晰，说明黄连"主热气……久服令人不忘"是有道理的。

《伤寒论》之黄连阿胶汤主治"少阴病，得之二三日以上，心中烦，不得卧"。"心中烦"，表现为心中烦闷，头目昏沉，注意力不集中，记忆力下降等；"不得卧"，即睡眠不佳，表现为心烦意乱，不能入睡，或者入睡后易醒，醒后再次入睡困难，可伴有心火上炎的症状，如面红、唇红、口舌生疮、舌苔黄、舌质红绛等一派火热上炎的临床表现，治以泻火，黄连阿胶汤最宜，方中的黄连可谓量大，用至四两。

温胆汤乃祛痰剂，主治"触事易惊，或梦寐不详，或异象眩惑"，即表现为噩梦多、易惊、易产生幻觉等，临床上对于痰湿型的肥胖患者出现失眠、睡眠不佳等最宜用温胆汤治疗。温胆汤加黄连即黄连温胆汤，主治痰湿体质之失眠而兼热象者。

为什么黄连具有镇静安神作用？是因为黄连味苦，能够泻火，火性躁动，而清热泻火则可以安神。为什么黄连味苦？就是因为它含有小檗碱、黄连碱等多种生物碱。

4. 治消渴

黄连治消渴的最早记载见于《名医别录》"止消渴"，《本草经集注》也说"俗方多用黄连治痢及渴"，《新修本草》载黄连"蜀道者粗大，味极浓苦，疗渴为最"，《本草纲目》有"治消渴，用酒蒸黄连"之记载。说明古人早已认识到黄连能够治疗消渴。何为消渴？消，即消耗，也就是消谷善饥；渴，即口渴。相当于西医之糖尿病。

那么黄连治疗什么样的糖尿病？是已经化验出有血糖升高而没有任何症状的糖尿病，还是多食易饥之症状明显之糖尿病？显然，黄连治疗的糖尿病是指后者。

多食易饥的患者证属胃火炽盛，而传统认为黄连能够清胃火，用量宜大，则易于败胃，患者胃口骤降，其消渴症状明显减轻。研究发现，黄连所含的小檗碱能够直接降低血糖，对胰岛的功能亦有修复作用，这是其降糖作用的机理所在。

【案例讨论】

1. 半夏泻心汤治疗慢性胃炎案

宋某，女，43岁，身高168cm，体重65kg，2017年3月15日以胃肠功能紊乱2年而诊。

近2年余，患者胃脘部时有不适，于医院做胃镜提示慢性胃炎，用过好多药，但总不见好转，遂去当地一诊所看中医，服用中药汤剂14剂，无效，遂转来我处。

刻诊：患者自患慢性胃炎以来，不能吃冷物及辛辣。抑郁面容，整天忧心忡忡，怕自己得了什么不治之症。自述胃部难受，消化不好，肠鸣，常有便意，大便发黏，口不苦，纳眠可，舌苔薄黄而腻。

疏半夏泻心汤原方：姜半夏10g，干姜9g，黄连3g，黄芩9g，人参9g，大枣9g，炙甘草9g。7剂，颗粒剂，每日1剂，分2次冲服。并告诉患者，这在我这里根本不算病，当时患者就笑了。

3月26日患者反馈，胃脘部不再难受，诸症明显好转，对疗效非常满意。

按：胃脘部时有不适，属于中医"痞"的范畴，中医治疗痞证的方子很多，除了半夏泻心汤外，还有甘草泻心汤、生姜泻心汤、附子泻心汤、大黄黄连泻心汤等，桂枝人参汤、旋覆代赭汤也能够治疗"心下痞硬"。

该案患者的舌苔薄黄而腻，不纳冷，也不纳辣，说明寒热互结。寒热互结于中焦，则胃脘不适，迫于下则大便黏而不爽。药物治疗，加上心理疏导，而能收全功。

2. 乌梅丸治疗慢性结肠炎案

张某，女，47 岁，形体偏胖偏实，方脸，面白略黄，有斑，看上去比实际年龄要小。2012 年 5 月 12 日初诊。

患者以结肠炎为主诉来诊，自诉结肠炎发于幼时的一场痢疾，现大便每日 1 次，不成形，手足不温，纳少，饮食稍有不慎则易腹泻，从未出现过便干，其腹泻与情绪无关。白带不多，下肢不肿，舌脉无明显异常。体检有乳腺增生，但无症状。口不干，自认为有咽炎。

疏乌梅丸：乌梅 30g，附子 15g，肉桂 10g，细辛 3g，黄连 3g，黄柏 10g，人参 10g，当归 10g，川椒 5g。6 剂，煎服，每日 1 剂。

5 月 19 日二诊：患者认为药苦难喝，故服药时多兑入少许蜂蜜，上药服完，大便即成形，由于疗效显现，要求巩固，遂于上方减黄连为 2g，黄柏改为 5g，另加大枣 20g，继服 6 剂以善后。

按：本案患者以结肠炎为主诉，病史甚久，但总的来讲，病情不重，仅出现大便不成形，饮食不甚易致腹泻。笔者治疗腹泻，五苓散为首选。然而本案不具备明显的五苓散证（口渴、汗出、恶风等）。治疗腹泻常用方如真武汤（阳虚湿停）、参苓白术散（脾虚湿停）、四神丸（脾肾阳虚之五更泻）等亦无显著的应用指征。最后用排除法而选用乌梅丸。不过，也不能说根本没有应用乌梅丸的依据，患者患病日久就是依据之一，因为在《伤寒论》中乌梅丸"亦主久泻久痢"。

3. 黄连温胆汤治疗头晕、记忆力下降案

杨某，男，22 岁，2009 年 11 月 5 日初诊。

头晕、记忆力下降 1 月余，伴噩梦多，饭后常嗳气，心下按

之满痛，中午睡觉后心慌明显，食欲可，二便调，舌质偏红、苔薄少，脉可。

予黄连温胆汤：姜半夏 12g，陈皮 12g，茯苓 20g，甘草 10g，枳壳 10g，竹茹 10g，黄连 3g，干姜 5g，红枣 5g。5 剂，煎服，每日 1 剂。

11 月 11 二诊：药后头晕缓解，记忆力明显好转，噩梦减少，嗳气好转（服药期间曾饮茶水而嗳气加重），但药后感觉胃中嘈杂，大便 2 日 1 行（原每日 1 行），且不畅快，心下按之仍痛。

予旋覆代赭汤加减，连服 15 剂而基本痊愈。

按：头晕、记忆力下降的证型很多，有气血两虚证、阳虚证、肾虚证、瘀血证、湿热证、痰饮证等。单从"心下按之满痛"一症，即可排除各种虚证。患者述噩梦多，这是痰饮扰心的最常见症状，虽然患者咽喉无痰，宜选用温胆汤祛痰安神。温胆汤主治"触事易惊，或梦寐不详，或异象眩惑"，这是本案应用温胆汤的理论依据。患者虽然没有明显的热象，据其舌质偏红，配伍少量黄连，即黄连温胆汤。方证相应，疗效突现，诸症均减。

患者服药后，嗳气虽然好转，但仍不时发作，有时加重，心下按之满痛未好转，这是"心下痞硬"的另一种表述，与旋覆代赭汤主治"噫气不除，心下痞硬"相符，故与旋覆代赭汤而愈。

【其他】

黄连有生用与姜汁制用两种用法，笔者一般生用。

因黄连过于苦寒，所以用量一般不大，2~3g 为宜。但对于口苦著者，黄连的用量宜大些，5~6g，很少有用至 10g 者。

10. 苦参

——生物碱的抗菌作用

【来源】

苦参首载于《本经》，其曰："主心腹结气、癥瘕、积聚、黄疸、溺有余沥，逐水，除痈肿，补中，明目止泪。"其为豆科多年生草本植物苦参的干燥根，因其味极苦，又兼人参的气味而得名，一般生用。

【传统表述】

苦参味苦性寒，归心、肝、胃、大肠、膀胱经。它能够清热燥湿、杀虫、利尿。临床可用于：①湿热泻痢，配伍木香、槟榔等；②湿热带下，阴肿阴痒等，配伍黄柏、地肤子等煎汤外洗；③湿疹、风疹之皮肤瘙痒，配伍地肤子、生石膏等。

【药理分析】

苦参所含苦参碱和氧化苦参碱，味极苦，其苦的程度不亚于黄连，而且苦味不正，难以下咽。正是因为所含的生物碱，使苦参具有广谱而强大的抗菌作用。

1. 治疗皮肤瘙痒

苦参治疗皮肤瘙痒，其机理主要有两个方面，一是所含的苦参碱与氧化苦参碱等对多种细菌的生长繁殖具有抑制作用，对多种皮肤真菌的生长繁殖也有抑制作用，临床上可用于真菌或细菌感染所致的各种皮肤感染、皮肤瘙痒等。因为苦参能够清热燥湿，所以，苦参所治的皮肤瘙痒应当辨证为热证或湿热证，表现为局部皮肤发红，瘙痒剧烈，患者往往因瘙痒难忍而抓破皮肤；也有的表现为皮肤感染，局部流脓，伤口色鲜红者。相当于西医学的湿疹、荨麻疹、各种皮肤感染性疾病等。二是所含的苦参碱与氧化苦参碱具有较强的免疫抑制作用，对于多种与免疫有关的皮肤疾病有效，如银屑病、红斑狼疮等。

但无论何种皮肤疾病，都要在辨证的基础上加苦参以治痒，内服、外用均可。

2. 治疗阴痒

阴痒是指妇女外阴瘙痒，甚则痒痛难忍，坐卧不宁，或伴带下增多等。相当于西医学之外阴瘙痒症、外阴炎、阴道炎等出现以阴痒为主症的病症，临床以带下色黄、阴痒为主要表现。苦参含苦参碱、氧化苦参碱等，具有强大的抗菌作用，不仅对细菌感染所致的阴道炎有明显的治疗效果，对真菌感染所致的阴道炎、外阴炎亦有明显的效果。苦参可以配伍黄柏、薏苡仁、地肤子等煎汤外洗患处或坐浴，有较好的疗效。现今临床上所用妇科制剂如妇炎洁、妇炎康片等均含本品。

《金匮要略》曰："狐惑之为病，状如伤寒，默默欲眠，目不得闭，卧起不安，蚀于喉为惑，蚀于阴为狐。不欲饮食，恶闻食臭，其面目乍赤、乍黑、乍白。蚀于上部则声喝，甘草泻心汤主之。蚀于下部则咽干，苦参汤洗之。苦参汤方：苦参一升，以水一斗，煎取七升，去滓。熏洗，日三服。"狐惑病，相当于白塞综合征，可侵害人体多个器官，包括口腔、皮肤、关节、肌肉、眼睛、血管、心脏、肺和神经系统等，主要表现为反复口腔和会阴部溃疡、皮疹、下肢结节红斑、眼部虹膜炎、食管溃疡、小肠或结肠溃疡及关节肿痛等，属于免疫系统疾病。当然狐惑病也包括外阴白色病变，属于阴痒的范畴，治疗此种疾病，必须在辨证的基础上再加苦参，内服并外洗，均有效果。

【案例讨论】

1. 当归贝母苦参丸治疗痔疮肛裂案

谢某，女，51 岁，身材短粗，形丰胖壮，喘促。2012 年 12 月 22 日其老伴伴诊。

患者于 1 月前曾因胃痛求治于笔者，6 剂即愈，对笔者非常信任。

患者有痔疮病史 30 余年，数天前再次发作，疼痛，虽然每天大便 1 次，但干结难下，并便血，服槐角丸毫无效果。查其腹，腹胀并不明显，纳眠均可，小便无异常，舌质淡红、苔薄少，脉沉。处以当归贝母苦参丸治之：当归 120g，浙贝母 60g，苦参 60g。共为细末，蜜为丸，共制成 24 丸，每次 1 丸，每日 2 次，早晚饭后 1 小时服。2013 年 1 月 22 日电话随访已愈。

按：当归贝母苦参丸来源于《金匮要略》，原文："妊娠小便难，饮食如故，当归贝母苦参丸主之。当归、贝母、苦参四两。上三味，末之，炼蜜丸如小豆大，饮服三丸，加至十丸。"

原方三药各行等分，而笔者重用当归，因当归具有润肠通便之功。笔者应用当归贝母苦参丸治疗便秘而大便干结者，屡用屡效，但需要排除胃痛、腹胀、口苦等他症，因《金匮要略》明确指出"饮食如故"。如果伴有上述他症者，该方恐怕不能胜任。如属少阳阳明合病挟瘀者，当予以大柴胡汤配伍桂枝茯苓丸；若属阳明腑实之轻证，可与麻子仁丸，阳明腑实之重证，可与大承气汤；桃核承气汤也有应用的机会。

再就是需要尊重原方的剂型，笔者应用该方，必用丸剂。一般认为，汤剂量大力宏，丸、散用量较小而力缓。但有时丸剂、散剂的疗效确实优于汤剂。比如五苓散的疗效优于五苓汤。至于当归贝母苦参丸的疗效是否优于当归贝母苦参汤，因丸剂疗效显著，笔者尚未尝试。

2. 中药外洗治跖疣案

宋某，男，11 岁，2009 年 1 月 16 日，因右脚脚底无明显原因出现疣状突起而就诊。患者家长述自 2007 年夏天发现患儿右脚出现类似于水泡样突起，有三五处，并未在意。2008 年 12 月，患儿右脚底布满疣状突起，于某三甲医院诊为"跖疣"，西医给予冰醋酸局部治疗 1 周未效，遂前来就诊。刻诊：右脚脚跟、前脚掌、拇趾、食趾均散在大小不等圆形疣体 20 余个，较大者 5 个，左脚无跖疣。患者形体较胖，舌质微红，舌体较大，舌苔薄腻，纳眠可，二便调，无其他不适。患者虽无湿热内停之象，但由于病位在足，居下部，故仍治以清热解毒利湿止痒为主。处方：苦参、黄柏、蛇床子、地肤子、薏苡仁各 30g，桃仁、红花、当归各 10g，花椒 10g，白矾 10g，硫黄 10g。嘱煎出药汁后，倒入加温洗脚盆保温浴足，每天 1 次，每次 0.5 小时，每剂药用 3 天。

患者用至第 2 剂药时，述洗后足底干燥、瘙痒难忍，遂减去方中白矾、硫黄，继续外洗。共用药 7 剂，泡脚 21 天痊愈，随访

2 年未复发。

按：跖疣是由人乳头瘤病毒（HPV）感染引起的皮肤病，其整个损害陷入真皮层，致使角质层明显增厚，并伴有广泛的角化不全，其边限清楚，大小似针尖或黄豆大，中心可有细小的黑点或透明圈，形态单个圆形或多个融合或不整形。病理常提示角化过度，乳头瘤样增生，棘层上部细胞的空泡形成较为明显，构成明显的网状。由于真皮内有较多的炎性细胞的浸润，并常有继发感染，所以病人患处常有红肿疼痛，影响走路。中医学认为本病与文献记载的"疣目""疣疮"相类似，其病机多为气血失和，腠理不密，外感湿毒，趋于足部，凝聚肌肤而成，故治以清热解毒、利湿止痒、活血散结之法。方中苦参、黄柏、蛇床子、地肤子用量较大，苦寒较烈，能够清热燥湿，杀虫止痒。薏苡仁清热利湿。桃仁、红花、当归活血散结，软化组织，使药液易于渗透病所。花椒、白矾、硫黄等均能燥湿杀虫止痒。现代药理研究发现：苦参、黄柏、蛇床子、地肤子、薏苡仁对细菌、病毒均具有较强的杀灭作用；桃仁、红花、当归均能够改善局部微循环，活血消肿；花椒、白矾、硫黄均能够止痒。诸药合用，共奏清热解毒、利湿止痒、活血散结之功。

【其他】

苦参味极苦，用量不宜过大，5～10g 为宜。量大者可用至 20g。

11. 连翘

——连翘酚的广谱抗菌作用

【来源】

连翘首载于《本经》，其曰："主寒热，鼠瘘，瘰疬，痈肿，恶疮，瘿瘤，结热，蛊毒。"其为木樨科灌木植物连翘的干燥果实。秋季果实初熟尚带绿色时采收，习称"青翘"；果实熟透时采收，习称"老翘"。单用连翘的种子入药者，名连翘心，善于清心火。

【传统表述】

连翘苦而微寒，归肺、心、小肠经。它能够清热解毒、消肿散结、疏散风热。主要用于：①热毒之痈肿疮毒、瘰疬痰核等，常与金银花、夏枯草等同用；②外感风热之咽痛、发热等，配伍金银花、桔梗等，如银翘散。

【药理分析】

1. 广谱抗菌作用

《本经》记载连翘的功效，大多与感染性炎症相关，而炎症的表现以有热者居多，故《药性论》谓本品"除心家客热"，《日华子本草》谓本品"排脓，治疮疖"，《医学启源》对本品清热的功效描述的更为详细"泻心经客热，一也；去上焦诸热，二也；为疮疡须用，三也"，以后的诸家本草皆谓之泻热。

药理研究发现，连翘具有广谱抗菌效果，其抗菌主要成分为连翘酚及挥发油，对金黄色葡萄球菌、痢疾杆菌有很强的抑制作用，对其他致病菌、流感病毒也具有一定的抑制作用。连翘可用于支气管感染及肺部感染，由金银花、黄芩、连翘等所组成的方剂制成成药，即双黄连口服液或双黄连针剂，西医也在广泛使用，由此可见其效之佳。另外，连翘具有直接的抗扁桃体感染作用，可用于急性扁桃体炎、化脓性扁桃体炎等的治疗。

2. 止吐作用

连翘治疗呕吐的记载初见于日本人汤本求真所著之《皇汉医学》，书中言此药深得日本著名医生香川牛山的赞誉，"治呕吐，加连翘于对症方中，乃家传之秘也。"陆渊雷之《伤寒论今释》、姜春华的《经方应用与研究》都对连翘治疗呕吐的作用有详细阐述。河北名医孙润斋先生亦曾用此药治疗呕吐患者百余人，皆收立竿见影之功。现代药理研究表明：从镇吐效果来看，服用连翘煎剂与注射氯丙嗪2小时后的作用相仿。连翘又能抑制犬皮下注射阿扑吗啡引起的呕吐，故推测其镇呕止吐作用的原理，可能是抑制延脑的化学感受区。至于其止吐的成分是什么不得而知。但可以肯定的是，连翘的煎剂有较强的镇吐作用。

此外，教材皆言连翘能够消肿散结，自《珍珠囊》始称连翘为"疮家圣药"，现行教材多沿用此种提法。那么，《珍珠囊》为什么称连翘为"疮家圣药"？笔者推测，可能是源于《本经》的影响，是书记载连翘能主"鼠瘘，瘰疬，痈肿，恶疮，瘿瘤"等有结块的病证，然而，现今临床使用连翘治疗上述疾病的效果并不十分理想。痤疮亦为痈肿的范畴，笔者将连翘试用于痤疮的治疗，也没有收到良好的疗效。故对《珍珠囊》赞誉连翘为"疮家圣药"这一提法表示怀疑。

【案例讨论】

1. 重用柴胡、连翘退热案

陈某，男，12岁，身高168cm，形丰体壮，肤白细嫩。

2013年3月18日晚发热（未测），其母予以速效感冒颗粒2包，当晚汗出热退。19日凌晨发热又起，当时38.5℃，故求治。刻诊：发热，畏寒不明显，后背干燥无汗，咽干口干，偶尔咳嗽，无痰，无口苦。初步诊断为扁桃体或咽部炎症所致。其母云：因幼时经常扁桃体发炎，故已经摘除。虽然扁桃体已摘除，但仍然坚持为咽喉局部的炎症所致。因患者要求上学，嘱以小柴胡颗粒4包服之后再上学。中午回来后服中药处方：柴胡50g，黄芩30g，连翘50g，甘草10g，生石膏30g，桔梗10g。2剂。

中午服药半剂，晚上8点，尚未服药，其父电话告知，患儿仍发热。经询问，患者服药后未出汗，故其热未退。嘱仍用原方，再加服1包速效感冒颗粒。多饮暖水，覆厚被，盖额头。当晚汗大出，热即退。

3月20日清晨，患儿烧退后未再起，仅有咽干、轻微咳嗽，嘱将剩余1剂中药服完，不必发汗，愈。

按：笔者临床所见，感冒发热者，常见证型有两个，即风寒表实证与少阳证，前者用麻黄汤，后者以小柴胡汤为主方进行加减，往往服1至2剂即可治愈。不论是哪一种证型，药后必须发汗，方能达到药到烧退的良好效果。

少阳证，症见寒热往来，胸胁苦满，默默不欲饮食，心烦喜呕，口苦，咽干，目眩等。该患儿以发热为主诉，无寒热往来，无口苦，精神状态良好，少阳证不典型，再加上患者不出汗，似乎属于风寒表实证。但患者咽干，口干，偶有咳嗽，这是咽喉部的炎症所致，仍然属于少阳证，从而基本上排除了麻黄汤证，故用小柴胡汤加减。如果患者不方便服汤药，一般予以小柴胡颗粒，如果服用汤药，必重用柴胡，配伍黄芩，再重用连翘，烦躁明显者，配伍栀子。因该患儿口干明显，故配伍石膏30g以清其热，配伍桔梗以利咽。

2. 小半夏汤合芍药甘草汤加连翘治疗呃逆案

李某，男，19岁，2012年12月24日来诊。

患者于12月22日不明原因出现呃逆，一旦发作，持续达1~2小时，近2天试用各种土办法均无效，现已经发作了2天多，每天发作的时间合4~5小时，对休息和学习影响较大，平素食欲可，近2天无食欲，扁桃体肿大，咽部有痰难咯，腹直肌紧张，舌脉无明显异常。处以小半夏汤合芍药甘草汤加连翘：姜半夏40g，干姜20g，生甘草20g，白芍60g，连翘40g。4剂，每日1剂。2013年1月17日电话随访，2012年12月25日上午服药1包，呃逆明显减轻，下午服第2包药，呃逆止。为巩固疗效，患者将余药服完。咽部痰除，唯大便有点干。呃逆至今未再发。

按：就笔者临床所见，呃逆一症，寒者多，热者亦有，有虚证，也有实证。针对疾病之标而治，丁香、柿蒂之品最为常用。

该患者发病时间虽然不长，有自愈的可能。但是呃逆一旦发作，持续时间很长，每日发作4~5小时，对患者的生活和学习影响较大。从其扁桃体肿大一症来看，热象比较明显，但其热在咽喉，与呃逆的关系可能不大。但是寒象也不明显。据其咽部有痰难咯，须治以祛痰，姜半夏必用，而且要重用，因为半夏不仅能够祛痰，而且能够降胃气，再配伍生姜（药房无生姜，故以干姜代之），即《金匮要略》之小半夏汤。呃逆是由于膈肌痉挛所致，与"脚挛急"的机理相似，故配伍芍药甘草汤。应用大剂量的连翘不仅其能够"消痈散结"，治疗扁桃体肿大，而且也能够降胃气。

【其他】

连翘的用量，一般有大剂量与小剂量两类。对于扁桃体炎、肺部感染等重症，非大剂量不效，一般用量为 50～100g；而对于一般的热象病证，比如心烦、唇红等，用小剂量即可，15～30g 为宜。

12. 地黄
——滋补阴血之圣药

【来源】

地黄首载于《本经》，其曰："主折跌绝筋，伤中，逐血痹，填骨髓，长肌肉。做汤，除寒热积聚，除痹。生者尤良。"其为玄参科多年生草本植物地黄的干燥块茎。主产于河南怀庆地区，为著名的四大怀药之一。

【传统表述】

地黄甘苦性寒，归心、肝、肾经。它具有清热凉血、养阴生津之功。主要用于：①血热妄行之吐血、衄血，配伍玄参、赤芍等清热凉血之品。②阴虚内热，配伍麦冬、玄参，即增液汤。③津伤口渴，消渴等，配伍麦冬、沙参等，如益胃汤。

【药理分析】

地黄的成分比较复杂，主要含各种糖类、氨基酸类、环烯醚萜苷类等，不同成分，其作用可能不同。

1. 滋阴补血

《本经》没有直接提及地黄能够滋阴补血，从其描述来看，

"主折跌绝筋，伤中，逐血痹"，反而具有活血作用。可能是因为它能够"填骨髓，长肌肉"的缘故，后世医家多认为其具有滋阴补血之功。笔者推测，这种作用极有可能与其所含的糖类、氨基酸类有很大关系。

心律正常，即心脏的正常跳动所需要的三个条件是：管道完整、血脉充盈、心气充沛。《伤寒论》之炙甘草汤主治"伤寒，脉结代，心动悸"，脉结代，说明心律失常。从组方来看，炙甘草汤很好地照顾到了这三个方面，一是方中含人参、炙甘草等，能够补益心气，使心气充沛；二是方中含桂枝、生姜等活血化瘀之品，保证管道的完整性；三是方中含有地黄、大枣、阿胶等，能够滋阴补血，保证血脉的充盈度。所以，炙甘草汤能够治疗心律失常。

地黄在炙甘草汤中的用量很大，原方"以清酒七升，水八升"煮之，经过如此的煎煮，使地黄中的水溶性成分溶出，而且脂溶性成分也被提取。如环烯醚萜苷即为脂溶性成分，具有强心、利尿作用，对改善心律失常具有积极的治疗作用。

《金匮要略》之百合地黄汤主治阴虚内热之神经官能症及自主神经功能失调，方中百合能够养心阴而安神，地黄能够滋阴养血。薯蓣丸亦来自《金匮要略》，主治"虚劳诸不足，风气百疾"，方中地黄也能够滋补阴血。《金匮要略》之肾气丸由干地黄、山药、山茱萸等组成，方中干地黄的作用仍然是滋阴，配伍少量桂枝、附子以阴中求阳。

2. 止血

《本经》未曾记载地黄的止血作用，但后世应用地黄治疗出血者较多，如《金匮要略》之黄土汤主治"下血，先便后血，此远血也"，方中黄土、阿胶、黄芩能够止血，地黄也能够止血。

胶艾汤主治胞阻，即妊娠下血伴腹痛，由地黄、艾叶、阿胶、当归等组成，除艾叶、阿胶能够止血外，地黄的止血作用也不容忽视。药理研究发现，地黄止血作用的成分与所含的环烯醚萜苷类有关，能够缩短凝血时间。

后世多未记载地黄有止血作用，但承认其有清热凉血之功，常用于血热妄行之出血证，所以可以认为其止血的机理是通过其清热凉血作用来实现的。

3. 增强免疫作用

地黄能够对抗连续服用地塞米松后血浆皮质酮浓度的下降，并能防止肾上腺皮质萎缩，具有促进机体淋巴母细胞的转化、增加 T 淋巴细胞数量的作用，能够增强网状内皮细胞的吞噬功能，特别对免疫功能低下者的作用更为明显。也就是说，地黄能够增强机体的免疫力，从而产生抗炎作用，主要用于机体免疫力低下者。

因地黄性凉，能够清热凉血，主治血热证，故临床上，银屑病、湿疹、红斑狼疮、风湿性关节炎、类风湿关节炎等辨证属于血热者，即可应用，而且需要大剂量使用，能够对抗上述疾病所致的炎症反应。

【案例讨论】

1. 炙甘草汤治疗心律失常案

王某，男，84 岁，离休干部，身高 167cm，体重 65kg，气色红润，身体硬朗，步履稳健，活动灵便，耳不聋，眼不花，经常骑自行车逛市场。有白内障病史，已手术治愈。

近期体检：血脂偏高，窦性心律不齐，慢性前列腺增生，肝囊肿2处，血压不高。

患者于半年前出现心律失常，常服宁心宝胶囊、稳心颗粒、生脉饮口服液等，时有缓解，未治愈。遂找某退休中医诊治，予西洋参、人参等治疗，效果不佳。2016年7月11日找笔者诊治。

刻诊：心律失常，每分钟早搏多达10余次，但脉搏较有力，舌无青紫、瘀斑瘀点，口唇发暗。患者有早睡早起的习惯，每天晚上7点前入睡，夜间起夜2~3次，清晨2点醒来，以后的时间处于迷糊、半睡半醒状态。即便在冬季，早饭也常在5~6点食用。超过晚7点睡觉，则整夜睡不安宁。患者无胸闷胸痛、心悸、汗出、畏风畏寒，大便正常，体力很好。

据证给予血府逐瘀汤加味：柴胡15g，枳壳15g，赤芍15g，甘草10g，桃仁15g，红花15g，当归10g，川芎15g，生地黄15g，怀牛膝20g，桔梗5g，生石膏30g，西洋参10g，麦冬20g，五味子10g。7剂，煎服，每日1剂。

7月18日二诊：患者脉律较规整，每分钟早搏2次，效不更方，继服。此后根据情况加减，有时加大石膏的用量，有时以丹参代替西洋参，患者间断服药至11月18日，有效，但总不能消除心律失常。

故于11月19日再次来诊，除心律不规整外，患者没有其他心胸不适表现，症状如前。遂改变诊治思路，考虑为炙甘草汤证，处炙甘草汤原方：炙甘草40g，党参20g，桂枝30g，麦冬20g，生地100g，阿胶10g（烊），火麻仁10g，生姜40g，大枣50g。7剂，加即墨黄酒半瓶，煎服，日1剂。

11月26日再诊：脉律规整而有力，嘱停药观察。

12月4日，患者又出现心律不齐，虽无早搏，但脉搏强弱不等，嘱继服原方。12月11日，脉律规律而有力，呈现滑脉。12月17日，脉律规整，治愈，但其慢性前列腺增生的症状没有改善。

按：《伤寒论》第 177 条："伤寒，脉结代，心动悸，炙甘草汤主之。"这是《伤寒论》对脉结代诊治之论述。

然该患者初得心律不齐时，既无感冒等伤寒之表现，又无胸闷心慌等症状，仅有心律不齐，概不符合炙甘草汤方证。根据其口唇发暗，而判定有瘀血，故与血府逐瘀汤加味治之，加用生脉散的目的是为了治疗心律失常。

因患者炙甘草汤证症状不甚明显，且脉律有好转趋势，故患者间断服用血府逐瘀汤加味较长时间，仍然没有治愈。遂改变治疗思路，仍按《伤寒论》之思路治之，没想到疗效显著，又巩固1 周，遂治愈。可见仲景不欺我也。

2. 肾气丸合麻黄细辛附子汤治疗小便不禁案

陈某，女，53 岁，2011 年 10 月 22 日初诊。患者尚未退休，形体胖而实，面黄白。东北口音，在烟台居住多年。

主诉：小便不禁 20 余年。患者自 1986 年生完小孩后，小便即憋不住。起初以为产后病，过一段时间会好，但这 20 多年来，时好时坏，无论咳嗽，还是大笑，只要用力，腹压增加，小便就憋不住，近十余天来明显加重。数年来因小便不禁而不能外出旅游，偶尔上街购物时须先找准厕所位置。无尿路刺激征，喝水不多，无夜尿，畏寒明显，特别是后背怕冷（有腰椎间盘突出症病史），手足冰凉，一般无汗出，大便成形，纳眠均可，舌质淡，舌体胖大，齿印明显。处方：麻黄 5g，附子 10g，细辛 5g，生地黄 24g，山药 12g，山茱萸 12g，牡丹皮 9g，茯苓 9g，泽泻 9g，肉桂 10g，黄芪 60g，桑螵蛸 10g。6 剂，煎服，每日 1 剂。

10 月 29 日二诊：药后感觉舒服，但语言描述不清，腰部仍不适，小便改善不明显。上方加附子至 20g，另加乌药 10g，益智仁 10g。6 剂，煎服，每日 1 剂。

11 月 12 日三诊：患者述药后效佳，感觉非常满意，已经能憋住尿达半小时以上。手已经不凉，纳眠均可，齿印仍明显，脉偏弱。疏方：麻黄 5g，附子 20g，细辛 5g，生地黄 24g，山药 12g，山茱萸 12g，牡丹皮 9g，茯苓 9g，泽泻 9g，肉桂 10g，黄芪 60g，乌药 10g，益智仁 10g，巴戟天 20g，仙灵脾 30g。6 剂，煎服，每日 1 剂。

患者断断续续来诊，有时配伍桑螵蛸，有时配伍水陆二仙丹，有时加大附子用量至 40g，有时改用真武汤加味，但总以温补肾阳为主要治法，后来共服药 24 剂，小便能憋住 1 个多小时，基本不再影响其正常生活。

按：该案患者病史长达 20 余年，如此长的病史较为罕见。不仅患者抱着一试的态度来诊，笔者心里也没底。诸多七八十岁的老年妇女，小便不禁者较为常见，而该患者年仅 53 岁，相对而言比较年轻。因肾主固摄，能够固摄小便，所以，小便不禁者，多从肾阳虚论治。从患者的临床表现来看，畏寒明显，后背怕冷，手足冰凉，舌质淡，舌体胖大，齿印明显，脉偏弱，均是肾阳虚的表现，故与肾气丸以温补肾气，固摄小便。笔者临床发现，麻黄细辛附子汤温补肾阳的作用不仅迅速，而且疗效亦佳，故合用之。

二诊时，患者的小便虽然没有明显改善，但患者自觉舒服，这也是取效的标志之一。因桑螵蛸具有温补肾阳、固精缩尿之功，故选用之。配伍黄芪能够补气。水陆二仙丹由芡实、金樱子组成，均能够固摄小便。这是在治疗过程中加减情况。

经过两个多月的治疗，不仅其小便失禁基本治愈，而且手足已经转温，畏寒也有好转，患者整体的阳虚状况已经明显改善。

多次的临床发现，用肾气丸合麻黄细辛附子汤治疗小便不禁，疗效确切，是笔者治疗该病的首选方，屡用屡效。

【其他】

地黄的用量相当悬殊，12~200g 不等，笔者认为，若用于一般的阴虚证，12 ~ 30g 即可；用于心律失常，非大剂量不可，80~200g 为宜，而且必定加黄酒煎煮，这是张仲景定法。

13. 大黄

——泻热通便如神

【来源】

大黄首载于《本经》，其曰："主下瘀血，血闭寒热，破癥瘕积聚，留饮宿食，荡涤肠胃，推陈致新，通利水谷，调中化食，安和五脏。"其为蓼科多年生草本植物掌叶大黄、唐古特大黄或药用大黄的根及根茎。本品以其色黄故名。因其荡涤肠胃，推陈致新，如勘定祸乱，以致太平，故有"将军"之号，诚如陶弘景所云"大黄，其色也。将军之号，当取其峻快也"。又因其质佳者切面之纹如锦，故又名"锦纹"。

【传统表述】

大黄苦寒，归脾、胃、大肠、肝经。它能够泻下攻积、清热泻火、凉血解毒、活血化瘀。主要用于：①便干，对于大便干结难下、脘腹胀满属热者，与芒硝、枳实、厚朴同用，即大承气汤；对于大便干结、脘腹冷痛属寒者，与附子、细辛同用，即大黄附子汤。②血热吐衄，配伍黄芩、黄连，即泻心汤；治疗烫伤，与地榆、白及等研末外涂患处。③湿热黄疸，配伍茵陈、栀子，即茵陈蒿汤；湿热淋证，配伍木通、瞿麦等，如八正散。④瘀血之痛经、经闭等，配伍桃仁、虻虫等，如抵当汤，或与桂枝、桃仁等同用，如桃核承气汤。

【药理分析】

大黄主要含蒽醌衍生物，又称大黄泻素，主要包括大黄酸、大黄素、番泻苷等，主要具有通便作用。此外，大黄尚含大黄酚、大黄素甲醚，主要具有止血作用。

1. 通便

大黄致泻的主要成分为蒽醌类化合物，其中以番泻苷的作用最强，游离型蒽醌类化合物泻下作用较弱。药理研究表明，番泻苷水解后生成大黄酸蒽酮，其药理作用，一是具有胆碱样作用，可兴奋肠道平滑肌上的 M 受体，使肠蠕动增加而促进排便；二是抑制肠细胞膜上 $Na^+ - K^+ - ATP$ 酶，阻碍 Na^+ 转运吸收，使肠内渗透压增高，保留大量水分，促进肠蠕动而排便。

《本经》虽未对大黄的泻下作用作具体描述，但其主"留饮宿食，荡涤肠胃，推陈致新，通利水谷"等功效，可以理解成大黄具有较强的通便作用。大黄是"下法"中最常用的中药，常用于胃肠积滞之大便干结等，因其性寒，最宜用于热结便秘。本品用于泻下时，以生用泻下力最强，且不宜久煎。

（1）治疗热结便秘，大黄常与芒硝、枳实、厚朴等同用，以大承气汤为代表方。热结便秘往往具有明显的腹征：腹痛剧烈，按之满痛。大黄适用于大便干结而腹胀，伴日久不排的便秘。若见大便不干而日久不排者，则非大黄所宜。

急性高热病人多日不大便，出现腹部胀满、痞硬拒按等，在清热方中加入生大黄，既能泻下，又能清热。伴随着稀便的排出，常可热退病除。

因肺与大肠相表里，对于肺热咳喘患者，日久高热不退，询问大便情况，若大便秘结不通，加入本品，常可便通热清。

（2）治疗寒积便秘，症见大便干结，脘腹冷痛，食冷物则便秘加剧，舌淡唇淡，脉沉缓等，在应用大黄的同时，必须配伍温里药如附子、干姜等，《金匮要略》之大黄附子汤、孙思邈之温脾汤均为代表方。

2. 活血

《本经》记载大黄能够"主下瘀血，血闭寒热，破癥瘕积聚"，《名医别录》主"女子寒血闭胀，小腹痛，诸老血留结"，《药性论》主"破留血"，《日华子本草》"调血脉"，都说明大黄具有较强的活血之功。

大黄后世的应用也非常多，如《伤寒论》之抵当汤，由大黄、桃仁、水蛭、虻虫组成，具有破血之功，主治瘀血所致的发狂；桃核承气汤主治瘀阻下焦之"其人如狂""少腹急结"。时方复元活血汤含大黄、当归等，主治跌打损伤所致瘀血阻滞之胁肋瘀肿、痛不可忍。对于跌打损伤之瘀滞肿痛、局部青紫等，生大黄研粉，米醋调敷患处，能消肿止痛，疗效极佳。

虽然上述文献足以论述大黄具有活血化瘀之功，但对于其活血化瘀有效成分的研究却至今没有定论。酒大黄偏于活血，临床用于瘀血诸证时，多酒炙，然而酒大黄活血的成分是什么，也缺少文献数据支持。

3. 止血

大黄的止血作用，最早见于《金匮要略》之泻心汤，由大黄、黄芩、黄连组成，主治"心气不足，吐血衄血"，可以认为，大黄的止血作用是通过其泻热功效来实现的，就此而言，大黄宜生用。

现行教材一般认为大黄炒炭后方可止血，因为炒炭后，其收涩之功增强。然而，现今临床上鲜有应用大黄炭止血的报道。而药理研究发现，大黄含大黄酚、大黄素甲醚，主要具有止血作用，这是大黄为什么生用也能够止血的原因。

4. 利胆

大黄的利胆作用在《本经》中没有记载，但《伤寒论》茵陈蒿汤主治湿热黄疸，方由茵陈、大黄、栀子组成，具有较强的利胆退黄之功。大柴胡汤则是治疗急性与慢性胆囊炎的专方，由于胆囊的收缩功能不良，导致胆汁淤积，日久而成胆囊炎、胆结石。药理研究则发现，大黄能够促进胆囊收缩、加快胆汁排泄，这可能是其治疗急性胆囊炎、慢性胆囊炎、胆结石的机理。

至于大黄利胆的成分是什么至今没有定论。然笔者推测，其利胆的机制与通便的机制应该相同，即大黄所含的番泻苷等蒽醌类化合物刺激肠壁的同时，也能够刺激胆囊，促进其收缩。所以，推测番泻苷等蒽醌类化合物是大黄利胆作用的有效成分是有一定道理的。

5. 抗感染

大黄的抗感染作用可谓广泛，但一般用于腹部的感染，如肠道感染、胆道感染、泌尿道感染等。药理研究发现，大黄对多种革兰阳性菌和革兰阴性菌均具有抑制作用，其中最敏感的是葡萄球菌和链球菌。而链球菌易感染人的扁桃体，所以对于急性扁桃体炎、化脓性扁桃体炎，有的医家善用含大黄的升降散治疗。

大柴胡汤是治疗急性与慢性胆囊炎、胆结石的专方，方中的大黄除了能够促进胆囊收缩、促进胆汁排泄外，其抗感染作用也不容忽视。

大陷胸汤由大黄六两、芒硝一升、甘遂一钱匕组成，方中各药的用量大得惊人，可见大陷胸汤的泻下之力非常了得，现在被认为是治疗急性腹膜炎的专方。试想，在没有手术条件下的古代，张仲景能够创制出治疗急性腹膜炎之大陷胸汤名方，而且泻下之力非常峻猛，毒性又非常强，没有十足的经验，是绝对不会也不敢出此下策的。现在大家都知道，急性腹膜炎可以保守治疗，其最佳治疗方法即是抗感染，大陷胸汤中的大黄即发挥抗感染作用。

芍药汤是治疗湿热痢疾的一首名方，方中芍药能够缓急止痛，黄芩、黄连能够清热燥湿，大黄能够泻热通便，发挥"通则不痛"的作用。《本草纲目》明确记载大黄"主治下痢赤白，里急腹痛"。而且大黄进入肠道后，具有显著的抗感染、抗菌消炎作用，这也是其治疗湿热痢疾的机理。这种作用不是芒硝、番泻叶等所能够代替的。

八正散是治疗急性泌尿系感染的一首效方，但由于急性泌尿系感染比较容易治疗，所以现今临床一般不再应用。但大黄在八正散中的作用绝对不是泻下、活血、利胆，而是泻热，即抗感染。

此外，大黄外用能够治疗烧烫伤，一方面，因为大黄含大量的鞣质，具有收敛作用，能够吸收患者烧烫伤处的水分，促进结痂；另一方面，大黄所含的有效成分也能够抗炎、抗感染。

药理研究发现，大黄发挥抗炎、抗感染作用的成分依然是大黄酸、大黄素等蒽醌衍生物。

【案例讨论】

1. 黄龙汤治热结便秘案

察某，女，20 岁，形体中等略胖，面色黄暗，2012 年 9 月 27 日初诊。

便秘3年余，大便干结难下，每4～5日排便一次，伴腹胀，口略黏而不苦，舌质红，苔腻偏黄，脉偏弱。纳眠均可。处以大承气汤加味：生大黄20g，芒硝10g（冲），枳实40g，厚朴20g，莱菔子15g。服药1剂，大便畅快，服完4剂后，1～2日排便1次，略干，舌苔花剥。

11月1日二诊：停药后便干依然，仍腹胀，舌苔花剥，脉无变化。改处增液汤加味：玄参30g，生地黄30g，麦冬20g，枳实20g，白芍100g，火麻仁30g。6剂，煎服，每日1剂。

11月19日三诊：服上药基本无效，便秘腹胀依旧，舌苔转为黄腻，纳佳。改处黄龙汤：大黄20g（后下），芒硝10g（冲），枳实30g，厚朴20g，莱菔子15g，党参20g，桔梗5g，当归10g，干姜5g，大枣5g。4剂，煎服，每日1剂。并嘱患者养成每日定时排便的良好习惯。

2013年1月11日随访，便秘已完全治愈。

按：便秘有虚实之分，大便干结难下者，实证多见；大便不干或不成形而难下者，虚证多见。实证易治，虚证难调。然临床上亦有虚实夹杂者。

本案患者因便干、腹胀、苔黄腻而来诊，虽然病程达3年之久，亦属实证，故予大承气汤，加莱菔子以除胀。方中大黄生用，并配伍芒硝，其泻下力强，故服药1剂，即能见效，患者连服4剂，出现舌苔剥脱，恐为伤阴所致，故二诊时予以养阴增液之剂，可能患者就诊间隔的时间过长，导致便秘复作，故养阴增液的同时，未曾考虑到这一点，故服药后无效。三诊时因其便秘腹胀、舌苔黄腻，显然属于阳明腑实证，同时考虑到患者病程较长，故再配伍党参、当归、干姜、大枣等益气养血之品，再加桔梗一味，即成黄龙汤。方证对应，故收佳效。

笔者擅长使用桔梗，一般用于咯痰不爽者，然黄龙汤中桔梗却不是取其利咽祛痰之功，而是宣畅肺气，因肺与大肠相表里，肺气宣通，腑气得降，此亦为"提壶揭盖"之理。

黄龙汤原方用人参，笔者以党参代之，与当归配伍，能够补益气血，增强胃肠动力，对于便秘日久者，配伍补益气血之品，既能防止泻下祛邪之品耗伤正气，又能扶正祛邪，促进排便。

此外，患者必须养成定时排便的良好习惯，这是治疗便秘、取得长期疗效的关键。

在此，还想一提的是，在治疗过程中，其舌苔出现明显的变化，服大承气汤后，舌苔由腻偏黄转为花剥，服养阴增液之后又转为黄腻，实际上提示了由实转虚，再转实的过程，如此快的变化速度，就笔者来看，实为罕见，故特提一笔以记之。

2. 桃核承气汤治疗痛经案

某女，20岁，形体偏瘦，面色黄暗，2011年1月5日初诊。

痛经1年余。每次月经来临前腰痛、腹痛，月经色黑，血块较多。月经周期准，平素大便偏干，舌体瘦小，齿印明显，纳、眠均可。与桃核承气汤原方：肉桂20g，桃仁20g，制大黄10g，芒硝6g（冲），甘草10g。5剂，月经来临前5天服用，每日1剂。

2月28日反馈：药后痛经明显减轻，唯药后脐周疼痛，系大黄、芒硝等对胃肠道的刺激所致。药后无明显腹泻。嘱上方甘草改为20g，继服5剂以巩固疗效。

按：桃核承气汤来源于《伤寒论》第106条："太阳病不解，热结膀胱，其人如狂，血自下，下者愈。其外不解者，尚未可攻，当先解其外。外解已，但少腹急结者，乃可攻之，宜桃核承气汤。"从原文不难看出，少腹急结是桃核承气汤的用方依据，此外，"其人如狂"也是本方的证治要点。

结合痛经来看，其痛的部位以少腹为主；其次，痛经患者每于经前出现明显的不适，影响到患者的情绪，如紧张、心情低落等，这些都是"其人如狂"的表现；再次结合方证来看，方中桃仁、大黄等均能活血，主治瘀血证。大黄、芒硝均能通便，主治便干。所以，笔者应用桃核承气汤治疗痛经时，多以月经色黑有块、少腹胀或硬满而痛、平素便干者为证治要点。

此患者月经色黑、血块较多、腰痛、腹痛，平素大便偏干，正与桃核承气汤证相吻合，非常典型，效如桴鼓。需要指出的是，治疗痛经的方药，于月经来临前 5 天左右服用效果最佳。平素可以用当归芍药散进行调理，也可以不用服药。

在应用桃核承气汤时，如果兼见经前乳胀、肢冷等症状，可与四逆散合方使用，消除经前乳房胀痛，效果良好。

3. 抵当汤治疗子宫腺肌病案

于某，女，50 岁，患者形体偏胖而壮实，面白，因经营营养品多年，也常服营养品，保养较好，面色润泽。2012 年 2 月 18 日以子宫腺肌病而来诊。

2 年前医院检查出子宫肌腺病，医院建议手术全切子宫，因患者不愿手术而求治于中医。经他医治疗服中药近一年无效而转诊。刻下阴道流血不止，有血块，小便频急而不畅快，胀憋难受，一日内小便常达十余次，有时眼肿，但下肢不肿，大便不畅快，不成形。自述气血不足。舌脉无异常变化。

处以抵当汤活血通脉：大黄 10g，桃仁 20g，水蛭 10g，虻虫 5g。后因药房无虻虫而代之以土元 10g。

患者自行煎药，因煎煮虫类药与桃仁所含的油脂较多而产生心理影响，不过疗效还属满意，服药 3 剂，阴道流血即止，大便成形，然小便改善不明显。又服 3 剂后于 2 月 25 日来诊：小便每晚 6～7 次，偶有腿肿。处方：熟地黄 24g，山药 12g，山茱萸

12g，茯苓 20g，泽泻 20g，牡丹皮 10g，桂枝 10g，附子 5g，三棱15g，莪术 15g，浙贝母 20g。6 剂，煎服，每日 1 剂。

3 月 3 日三诊：药后小便有改善，每晚 4 次，脉稍弱，舌红有裂纹。上方加肉桂 5g，附子改为 20g，另加白芥子 20g。6 剂，煎服，每日 1 剂。患者服至第 2 剂，胃部难受，泛泛欲吐。嘱每剂药分 2 日服。患者未再来诊。

按：子宫腺肌病，又称内在性子宫内膜异位症，为子宫内膜侵入子宫肌壁层，属于子宫内膜异位症的一种特殊型，可以和"外在"或主要是盆腔子宫内膜异位症同时存在。子宫内膜可以两种形式侵入子宫肌壁层，即弥漫型和局限型。前者为异位内膜侵入整个子宫的肌壁内，在不同部位其侵入范围和深浅可不同；后者异位内膜仅侵及某部分肌壁，形同子宫肌瘤，但其与周围正常组织并无分界。

痛经是子宫腺肌病的主要症状，见于约 80% 的患者。病人多表现为继发性痛经伴进行性加重。随着病情发展，疼痛可从经前 1 周左右即开始，或可延长至经后 1~2 周，少数患者疼痛时间在月经前后，仍呈周期性。月经过多是子宫腺肌病的另一主要症状，常导致贫血。少数患者发生大量出血，易被误诊为功能性子宫出血。此外，少数患者不孕。妇科检查子宫增大，多为均匀性，较硬，一般不超过孕 12 周大小，否则可能合并有子宫肌瘤。若病灶只是生长在子宫某一个部位（子宫腺肌瘤），也可表现为非对称性增大。

该患者子宫腺肌病为弥漫型，已经累及整个子宫，同时压迫直肠和膀胱，导致大便困难、小便频数而无力。所以，改善直肠和膀胱的压迫是治疗的重点。

患者经血不止，本当止血，但前医也一定用过止血药，服药后无效，足以说明血不当止；再者，经血有血块，说明有瘀血存在；还有，整个子宫已经肿大、充血、瘀血，再加上患者直肠、膀胱受到肿大子宫的压迫，改善压迫是当务之急。以上三点，支持用活血的方法，而不是止血或利水。患者服药仅3剂，血即止、大便成形，说明活血治法的正确性。

二诊时转方肾气丸，主要是考虑到患者小便改善不明显，同时配伍三棱、莪术、浙贝母等药物破血散结，进一步改善子宫壁及腹腔的瘀血。药后小便改善。由于笔者治病心切，为进一步提高治疗效果，三诊时加入了化痰散结之力较强的白芥子，量大至20g。白芥子对胃具有较强的刺激性，患者服后胃部难受，泛泛欲吐。故嘱每剂药分2日服。可能是患者对疗效尚不满意，也可能是患者的症状已经改善，所以，患者未再来诊。

这是我治疗的第一个子宫腺肌病，之前从未听说过此病，所以对这个病毫无概念可言。从患者的描述中，判断出这个病的症结所在。抵当汤出自《伤寒论》，主治太阳蓄血，原文是"太阳病，六七日表证仍在，脉微而沉，反不结胸，其人发狂者，以热在下焦，少腹当硬满，小便自利者，下血乃愈。所以然者，以太阳随经瘀热在里故也。"该患者虽不是膀胱蓄血，但与膀胱紧贴，也属于蓄血的范畴。

患者虽然经血不止，用抵当汤活血后经血即止，疗效迅速，出乎意料，"通因通用"也。患者虽然大便畅快，也不成形，用大黄、桃仁等通便药后，大便成形，"通因通用"也。

【其他】

大黄的作用较多，用于泻下时，一般生用，而且要后下，10～20g足够，但不应该长时间应用，因为只要应用大黄达半年以上，即有可能产生大肠黑变病。若用于瘀血证，根据中医理论，则用酒大黄。若用于湿热泄泻，宜用酒大黄。

14. 芒硝

——肿块之圣药

【来源】

芒硝，在《本经》中原名朴硝："主百病，降寒热邪气，逐六腑积聚，结固留癖，能化七十二种石。"实际上，朴硝是芒硝的粗制品。芒硝为含硫酸钠的天然矿物经精制而成的结晶体，主含含水硫酸钠（$Na_2SO_4 \cdot 10H_2O$）。本品因其外形和功用而得名。《本草纲目》云："此物见水即消，又能消化诸物，故谓之消……煎炼入盆，凝结在下，粗朴者为朴硝，在上有芒者为芒硝。"芒是指结于上而细芒如峰者，谓其形；硝，即消，言其功用。

【传统表述】

芒硝咸苦而寒，归胃、大肠经。它能够泻下软坚、清热消肿。主要用于：①热结便秘，症见便干如栗，干结难下，脘腹胀满，疼痛拒按，舌苔黄厚等，配伍大黄、枳实等，如大承气汤；②乳房肿胀及无名肿块，芒硝适量，研细，干敷患处；③咽喉肿痛，口舌生疮等，配伍硼砂、冰片、朱砂，即冰硼散。

【药理分析】

芒硝的成分单一，即含水硫酸钠，其药理作用也应该比较明确，但其作用比较复杂。

1. 通便

芒硝属于容积性泻药，所含的主要成分为硫酸钠，其硫酸根离子不易被肠壁吸收，存留肠内而形成高渗溶液，阻止肠内水分的吸收，使肠内容积增大，引起机械刺激，促进肠蠕动而致泻。《名医别录》载芒硝主"腹中痰实结搏……利大小便"，《医学启源》"去肠内宿垢，破坚积热块"，《本草蒙筌》"涤肠胃"，本品主要用于大便干结，尤宜于燥屎干燥如栗者。

临床上，可根据辨证情况合理配伍，如热结便秘之便干便硬者，配伍大黄、枳实、厚朴，即大承气汤，《伤寒论》第215条主治"胃中必有燥屎五六枚"，第241条大承气汤主治"大下后，六七日不大便，烦不解，腹满痛者，此有燥屎也"。而对于寒积便秘者，配伍附子、干姜等，如温脾汤。

2. 治疗结块

《本经》载芒硝主"结固留癖"，泛指有形的结块。无论内服或外用，均具有治疗作用。

（1）内服：女性痛经时可表现为少腹部包块，即《伤寒论》第106条之"少腹急结"，当治以桃核承气汤，结合《伤寒论》的原文来分析，其使用要点有二，即"少腹急结""其人如狂"，从病机来分析，证属内有瘀血，兼有阳明腑实，因方中桃仁、大黄、桂枝均具有活血作用，大黄与芒硝均有通腑作用。

芒硝在桃核承气汤中的作用一是通腑，二是解"少腹急结"

之"结"，即结块，芒硝进入人体后，形成高渗性脱水，对结块具有直接的治疗作用。

（2）外用：芒硝具有高渗性脱水作用，可使局部肿胀组织脱水，从而起到消肿作用。临床上可以治疗急性乳腺炎早期之乳房肿痛、外伤之瘀肿等。

治疗急性乳腺炎，适量芒硝，研为细末，局部外用，1～2小时即可出现明显效果。早期未化脓者效果较好，已化脓者不建议使用此法。

治疗外伤之瘀肿而未破者，如脚踝扭伤、手指扭伤、骨折手术后局部肿胀等，适量芒硝，研为细末，局部外用，消肿作用非常肯定，往往一夜痛止，两夜肿消。但对于已经溃破者，不建议使用此法。

【案例讨论】

1. 桃核承气汤合四逆散治疗痛经案

王某，女，31岁，未婚，形体中等，面白润泽。2011年9月11日初诊。

月经周期30～31天，经期5～6天。痛经多年，经色黑，血块时有，小腹冷痛，手汗多，手足四逆，夏季亦明显，舌质淡红，苔薄少，脉有力。平素大便偏干，2～3天1次，经期易泻。

处方：柴胡15g，白芍15g，枳实15g，甘草15g，当归20g，赤芍20g，川芎20g，茯苓30g，泽泻30g，白术20g。5剂，每日1剂，经前5日服用。

10月8日二诊：药后大便基本正常，每日均有排便，量少，可能与纳少有关，上次服药1次月经即至，由于当时淋雨而痛经依然，月经偏黑，有血块。

疏二方：

方一：柴胡 20g，白芍 20g，枳壳 20g，甘草 20g，桃仁 20g，肉桂 10g，制大黄 6g，芒硝 6g（冲）。5 剂，煎服，经前每日1 剂。

方二：柴胡 50g，白芍 50g，枳壳 50g，甘草 50g，当归 50g，川芎 50g，茯苓 50g，白术 50g，泽泻 50g。共为细末，每服 10g，日 3 剂，非月经期服用。

12 月 3 日三诊：上次月经持续 9 天，前 2 天量多，后 7 天量少。经前不痛，舌脉无异常，四逆仍明显，手指月牙出现（之前无月牙）。因散剂基本未服，故原散剂加鸡内金 100g。加入前药末中，服完以巩固疗效。

2012 年 10 月 20 日回访，患者月经一直正常。

按：患者初次来诊，痛经、经色黑，血块时有，瘀血无疑。又因患者平素大便干，当归、桃仁等活血之品当用，还能润肠通便。患者手足四逆（夏季亦明显），四逆散可用，但并非必用，因患者无经前乳胀等明显的肝气郁滞证。可能受到经期容易腹泻的影响，从而选用了当归芍药散合四逆散治之。

二诊时患者痛经依然，不过因患者淋雨而无法判定疗效。虽然大便已通，但患者属于大便易干结的体质，所以改处以桃核承气汤合四逆散治之。由于桃仁、大黄等具有较强的活血作用，这应该是导致经期延长的原因。

为巩固疗效，嘱患者平素用当归芍药散合四逆散作散剂常服以进行调理。

患者年仅 31 岁，手指无月牙，这或多或少反映了患者的健康问题。经过一个半月的治疗，患者手指出现月牙，实属意外收获，也说明患者的健康状况得以改善。

2. 芒硝外用治疗拇指外伤肿痛案

2008 年 10 月 16 日，笔者参加排球比赛，将左手拇指挫伤，拇指关节肿胀明显，到药店买了 30g 芒硝，好像花了 0.5 元钱，捣细后外敷患处，大约 20 分钟后，芒硝细末溶化，呈液体状，毫无疑问，所含水分是依靠芒硝的渗透压从拇指中"夺"过来的。第二天，肿去痛消。

中医没有渗透压的说法，这种作用显然归属于软坚散结的范畴。同样，临床上治疗急性乳腺炎早期，用芒硝外敷有效，已为医界所共识。可惜，受西医学的影响，急性乳腺炎属于急性炎症，需要抗生素抗菌消炎，已为人们普遍接受。

2016 年 5 月 19 日，张某，女，45 岁，半月前因洗衣不慎将左手拇指擦破，用创可贴外贴后血止。2 天前，左手拇指仍不能灵活自如，察见局部肿胀，见此，笔者未问及其他情况，告诉患者到药房购买 1 元钱的芒硝，捣碎外用，塑料纸包扎，一宿痛减，二宿肿消，三宿痊愈。其丈夫乃笔者好友，一个月后与其夫相遇，戏称笔者为"神医喜来乐"，说中医简便廉验的治法体现得淋漓尽致。

【其他】

芒硝主含含水硫酸钠，易溶于水，所以，入汤剂时宜冲服，不宜入煎，根据患者大便干结情况，每用 6～20g。大便越干，剂量越大。

外用适量，以患处外敷芒硝 3mm 左右为宜，剂量大些也没问题。

15. 茯苓

——利水治痰之神品

茯苓首载于《本经》，其曰："主胸胁逆气，忧恚惊恐，心下结痛，寒热烦满咳逆，口焦舌干，利小便。久服安魂养神，不饥延年。"其为多孔菌科真菌茯苓的干燥菌核，生用，以体重坚实、断面细腻者为佳。单用皮，称为茯苓皮，长于利水；近外皮部的淡红色部分，称为赤茯苓，其性凉，长于渗利湿热；茯苓菌核生长中抱有松根者，称为茯神，长于宁心安神，松根称之为茯神木，具有安神之功。

【传统表述】

茯苓甘平，归心、脾、肾经，其作用和缓，能够利水渗湿、健脾宁心。主要用于：①水湿内停之水肿、泄泻等，配伍泽泻、白术等，如五苓散；②痰饮内扰之眩晕，可配伍白术、桂枝等，如苓桂术甘汤；③脾气虚之食少、纳呆、体瘦，宜配伍人参、白术等，如四君子汤；④心脾两虚之心神不安，宜配伍人参、龙眼肉等，如归脾汤。

【药理分析】

1. 利水作用

茯苓的利水作用最早记载于《本经》，即"利小便"，再结合其主治"口焦舌干"来分析，显然属于水湿内停所致。

为什么说是水湿内停所致的小便不利、口焦舌干呢？从"口焦舌干"来分析，患者可能出现脱水，此时患者可大量饮水，但由于幽门梗阻或胃扩张导致胃内潴留，使摄入的水分不能进入小肠、大肠，大肠的吸收水分功能障碍，上不能承于口而表现为口干，下不能输入膀胱而表现为小便不利。所以，患者无论喝多少水也无法纠正全身的脱水状态。这种情况大多见于幽门梗阻导致的胃潴留。茯苓泽泻汤治"胃反，吐而渴，欲饮水者"；五苓散治疗的"渴欲饮水，水入则吐者"之"水逆"证，上述症状出现，只须茯苓等利水药以利水即愈。

现行教材也把茯苓当作一味利水药物来看待，的确，茯苓所含的茯苓酸具有利水消肿作用，它不仅能结合到肾细胞醛固酮受体上，提高尿中钠与钾比值，且具有剂量依赖关系，也就是说剂量越大，其利水作用越明显。

茯苓利水时，既可以作汤剂，也可以作丸、散剂。通过分析张仲景的用药规律，茯苓作汤剂时常与甘草配伍，如苓桂术甘汤、苓桂甘枣汤、茯苓甘草汤、茯苓泽泻汤等。药理研究发现，甘草酸能够增加茯苓酸的溶出度。而茯苓用作丸、散剂时可不受甘草的影响，如肾气丸、当归芍药散、五苓散等。

药理研究发现，五苓散改作汤剂来使用，其汤剂的利水作用不如散剂的作用强。分析其原因，五苓散可能有不溶于水的成分所致，极有可能是方中白术、桂枝的挥发油在起作用。

2. 治疗口干、口渴

《本经》记载茯苓主"口焦舌干",《名医别录》载其"止消渴",说明茯苓能够治疗口干、口渴,但是茯苓治疗何种类型的口干、口渴?结合其利水的作用来分析,其主治的口干、口渴当属于水湿阻滞而不能上承于口所致。

分析《伤寒论》第71条"太阳病,发汗后,大汗出,胃中干,烦躁不得眠,欲得饮水者,少少与饮之,令胃气和则愈。若脉浮,小便不利,微热,消渴者,五苓散主之",太阳病,正确的治疗方法就是汗法,即遍身微汗为宜,且"不可令如水流漓,病必不除"。大汗既伤阳,又脱水,此条即脱水明显,故见"胃中干",其表现是口干欲饮,而且口渴的程度较重,以致"烦躁不得眠",正确的处理方法则是"少少与饮之",即少量频服白开水,到什么程度呢?"令胃气和"即可,也就是不太口渴就可以了。因为,水的代谢也需要一个过程,如果喝到患者不渴了,人体摄入的水就会超量。

"少少与饮之"这种情况,一般的人是很难做到的。

说起来难以置信。1960年前后,饿死的人比比皆是,然而撑死的人也不在少数。那时候,一个人往往饿了好多天,饿得两眼冒金星,满眼都是食物,好不容易见到了食物,往往大吃而特吃,一直吃到嗓子眼,直到吃不动为止。口渴了,喝口水,食物一膨胀,结果胃也就撑破了。哪里还有救?

夏天天气极度炎热,一青年人外出,忘记带水,极度口渴,远远望见一卖冰棍者,呼之即来,查看一下里面的冰棍,说都买了。然后一块块地咬着吃,当时是很爽快。可等吃完了冰棍,感觉到牙齿不太舒服,到了晚上,牙痛的要命,过了一个月,牙齿全部脱落。你说那人悔不悔?

现实生活中，这样的例子比比皆是。就拿饮水来说吧，极度口渴的时候，要"少少与饮之"，然而有几人能够做到？都是一饮为快，结果由于患者饮用的水往往是不含无机盐的水，一直喝到轻度水中毒，这样的患者，不仅组织对水的利用率较低，而且所摄入的水对肾功能来讲，也是一种负担，必然导致小便困难。

如果患者口渴明显（这种口渴并不一定是由于外感病而发汗引起的，也可能是患者平素汗出较多，也有可能是天气太热而汗出较多等等），而且大量饮水，或超量饮水，再加上小便不利，必然导致体内水液积蓄，产生消渴。

为什么会出现这种情况？患者喝的水去哪里了？

患者所摄入的水，停聚于某处，或下焦或中焦，只是不能上承于口，故见口渴。停于中焦则胃脘痞满而不适，即形成水痞（《伤寒论》第 156 条：本以下之，故心下痞，与泻心汤，痞不解，其人渴而口燥烦，小便不利者，五苓散主之）；停于下焦则见水肿。患者喝水越多，水停就越明显，所摄入的水不能被人体利用，其口渴就越重。这就是消渴形成的机理。

患者出现急性脱水时，其晶体渗透压降低，而胶体渗透压正常，从而出现急性组织水肿，水液代谢失衡，在上表现为口干、口渴，在下表现为下肢水肿，而且由于水不能通过肾脏正常代谢而表现为小便量少。虽然患者极度口渴，但一般不主张患者大量喝白开水以纠正脱水，而是给予糖盐水。

那么联系到治疗上呢，五苓散中的茯苓含大量的茯苓多糖，猪苓含大量的猪苓多糖，服用五苓散时须用白饮，即大米汤，大米汤中也含有一定的糖分。患者在用五苓散治疗时，补充了一定的糖分，从而改善了晶体渗透压，这是其作用机理的一个方面。

《金匮要略》中有茯苓戎盐汤，主治"小便不利"，这种小便不利，也是因为患者脱水而大量饮水所形成的水湿内停，茯苓戎盐汤用茯苓达半斤之多，含大量的茯苓多糖，而戎盐一枚即食盐一个，二者合用，能够补充人体所必需的糖分与盐分，与我们处理急性脱水患者（给予糖盐水）的机理十分相似。

3. 治痰作用

现行教材认为，茯苓能够健脾，而"脾为生痰之源"，所以，通过茯苓的健脾作用，以达到治痰的目的。

其实，茯苓在治疗"痰饮"病上，与其利水作用密切相关。痰饮病，相当于局部组织的分泌物过多而形成的一类疾病，如肺组织分泌物过多，从而表现为咳嗽、吐痰；胃肠道分泌物过多，而表现为恶心、呕吐；痰饮上犯，还表现为头晕、目眩等。笔者分析其作用机理，茯苓通过其利水作用，能够使组织的分泌物减少，从而减轻局部组织的水肿。五苓散不仅能够治疗水湿内停之水肿，而且笔者擅用五苓散治疗肠道分泌物过多所致的泄泻。《金匮要略》之小半夏加茯苓汤主治"卒呕吐，心下痞，膈间有水，眩悸者"，系由于痰饮内停所致；半夏厚朴汤主治"妇人咽中如有炙脔"，是由于咽喉组织水肿所致；二陈汤历来被认为是治痰之基本方，方中除半夏、陈皮外，茯苓也是一味很重要的治痰药。是故，茯苓历来被誉治痰之神品，也就不足为怪了。

4. 镇静作用

《本经》载茯苓主"忧恚惊恐……久服安魂养神"，《名医别录》"保神守中"，《药性论》"善安心神"，《日华子本草》"开心益智，止健忘"，说明本品能够宁心安神。

《伤寒论》第65条之苓桂甘枣汤主治"发汗后，其人脐下悸者，欲作奔豚"，第96条小柴胡汤方后注云"若心下悸、小便不利者，去黄芩，加茯苓四两"，第386条理中丸方后注云"悸者，加茯苓二两"。以上三条均说明，患者出现"悸"，即可以用茯苓。悸，即心悸，属于心神不安的范畴，这与现行教材载茯苓能够宁心安神相符。

药理研究证实，茯苓所含的茯苓酸有镇静作用。这就能够解释为什么茯苓可以治疗痰饮病患者出现的眩、悸等心神不安症状。因茯苓所含的茯苓酸同时具有利水与镇静作用，所以，苓桂术甘汤主治"欲作奔豚"时，茯苓用量达半斤之多。

当然，茯苓小剂量应用，也具有安神作用，如《金匮要略》之酸枣仁汤，也含茯苓，但剂量相对小些，仅二两。不过，方中起安神作用的主药不是茯苓，而是酸枣仁，用量达二升之多，主治"虚劳虚烦不得眠"。

【案例讨论】

1. 五苓散加味治疗家族性结肠炎案

曲某，男，60岁，形体瘦弱，面色黄暗，2011年12月10日初诊。其大女儿伴诊。

腹泻30余年，有家族史，兄弟6人，侄子7人，13人均有结肠炎，均出现不同程度的慢性腹泻，自述系家传疾病，传男不传女，该患者有两个女儿，均无结肠炎。患者饮酒、食油腻、腹部受凉等均可加重腹泻，但与情志无关。腹泻时须服用抗生素治疗，大多能够缓解，若不用抗生素，则腹泻无数，便急时常弄脏内裤。现在平时腹泻4～10次/日，有时伴有肠鸣，口淡无味，夏季多汗，不怕冷，舌体胖大，有齿印，脉正。

内服五苓散加人参：茯苓36g，猪苓36g，泽泻60g，白术36g，肉桂24g，人参24g。共为细末，每服10g，日3次，温开水送下，药后多饮暖水，取微汗最佳。

外用方：肉桂 30g，小茴香 30g，干姜 30g，吴茱萸 15g。共为细末，温水调敷脐部，分 3 天连用。

12 月 17 日晚电话反馈，大便已经成形，日 2～3 次，吃饭有味，对疗效极为满意。

按：慢性结肠炎 30 余年，时好时坏，初次接触病程如此久的患者，还带有如此强悍的家族史，心里并无底气，甚至打怵，应患者要求试试看。

中医认为，久病多虚，30 余年的病史，饮酒、食油腻、腹部受凉等均可加重腹泻，口淡无味，舌体胖大，有齿印，这些都是虚的一面，四君子汤、人参、党参、白术、茯苓等都可以选用。然而患者的主诉是腹泻，"湿盛则濡泄"，必须祛湿，舌体胖大、腹泻等均可以理解为湿邪内停的表现，故选用五苓散。

四逆散、乌梅丸均是笔者治疗结肠炎的常用方，但本案没有应用这两首方的依据。患者的腹泻与情志无关，不考虑用柴胡剂；患者无明显的寒热错杂，所以不考虑用乌梅丸。

患者以虚为主，同时也伴有不同程度的寒，但患者不怕冷，说明未影响到整体，所以也没有选用真武汤。不过，如果选用真武汤，可能也会取得满意的疗效。正是因为考虑到寒的一面，所以加用了温热性的外用药，使外用药直达病所。

现在再分析一下这个病案，是否可以考虑用实脾饮，实脾饮中含厚朴、木香等理气药，所治病证当见腹胀，然本案患者无腹胀。不过，假如选用实脾饮的话，也可能会取得好的效果。

2. 五苓散加滑石治疗口渴案

孙某，女，20 岁，形体中等，面白。2012 年 3 月 29 日初诊。

口渴半年多。半年前因失水而口渴，自此之后，口渴饮多，尿多而清长，咽不干，下肢不肿，大便正常，无尿路刺激征，纳眠均可，梦多，有时头晕，因曾患中耳炎而常有耳鸣，易于汗出，不恶风，偶尔心慌，舌淡红，舌体不胖大，脉可有力。处方：茯苓 27g，猪苓 27g，白术 27g，桂枝 18g，泽泻 45g，滑石 15g，共为细末，每日 3 次，温水冲服，4 天内服完，药后取汗。

4 月 2 日二诊，口渴好转，耳鸣无改善，嘱上方 2 剂再服 8 天。

4 月 9 日反馈，服药后口渴几乎痊愈，但耳鸣无改善。

按：患者以口渴而来诊，口渴多见于阴虚、热盛，而水湿内阻者也不少见。该患者症状突出，易汗出，偶尔心慌，这是桂枝的应用指征，主诉是口渴，同时伴尿多而清长，当属水饮内阻为患，故与五苓散原方。加滑石的作用是为了增强五苓散的利湿作用。不加滑石，该患者单服五苓散也许也能治愈。笔者认为，应用滑石的指征是小便黄，而该患者小便清长。由于患者饮多，小便清长当与多饮有关，所以，以小便清长来证明没有热象，是不妥的。

该患者水湿内阻证除口渴、饮多外，其他的症状都不明显，如果患者同时伴有下肢水肿、带下量多、舌胖大有齿印等，五苓散的使用指征就更加明确。

3. 五苓散加味治疗小儿手部湿疹案

某男，3 岁，身高 100cm，体重 19kg，看上去比较胖，家长以小儿手部湿疹于 2017 年 5 月 3 日代诊。

言患儿手背部起水样疱疹已经 5 天余，医院诊断为湿疹，给予药膏涂抹患处 4 天，疗效不佳，疱疹范围较前扩大，但只限于双手背，较痒。查看患儿手部，双手背布满水泡样湿疹，如粟米样大，局部皮肤颜色正常。患儿精神佳，纳食一般，饮水少，盗汗比较严重，大便正常，小便短少。

处以五苓散加味：茯苓9g，猪苓9g，泽泻15g，桂枝6g，白术9g，蝉蜕9g，白鲜皮9g，地肤子9g。7剂，颗粒剂，每2日1剂，嘱忌辣忌海鲜忌羊肉，并嘱停抹药膏，因药膏可能会含有激素，停用后有可能会加重，请家长做好心理准备。

7月16日患儿家长因他病来诊，言患儿服中药至8天左右已痊愈，余药未服。

按：患儿除手部湿疹外，别无他症。如果按照辨证论治的原则，将很难处理。但抓住一点，双手背布满水泡样湿疹，即可断为水湿内停，治疗此证，首选五苓散原方。因局部瘙痒，故加蝉蜕、白鲜皮、地肤子以止痒。

【其他】

茯苓在利水时，既可以用散剂，也可以入汤剂。入汤剂治疗水肿等病时剂量宜大，多用30~100g，有时甚至用量更大。

正确使用茯苓，要注重查舌。在人体的组织当中，舌体组织最为疏松，对于水液的代谢反应十分敏感。只要水湿内停，不管是停于中焦还是下焦，其舌的变化均十分显著。水湿泛滥，则充斥于舌部组织，导致舌体胖大，边有齿印，舌苔多呈水滑，也就是较为湿润。这种情况，不仅要用茯苓等利水，也可以配伍泽泻、猪苓等。若舌体瘦小，干红无津，则非水湿内停之征。

16. 猪苓

——利水之专药

【来源】

猪苓首载于《本经》，其曰："主痎疟，解毒，蛊毒，蛊注，不祥，利水道。久服轻身耐老。"其为多孔菌科植物真菌猪苓的菌核，晒干生用。以个大、体重、质坚、断面色白、无黑心空洞者为佳。

【传统表述】

猪苓甘淡性平，主归肾与膀胱经，其作用比较单纯，即利水消肿。临床一般用于水湿内停所致的小便不利、水肿、泄泻等，可与茯苓、泽泻等配伍，如五苓散、猪苓汤等。

【药理分析】

《本经》载猪苓"利水道"，《药性论》"主肿胀，满腹急痛"，《珍珠囊》载之"渗泄，止渴，又治淋肿"，《本草纲目》用之"治淋、肿、脚气、白浊、带下、妊娠子淋、小便不利"。药理研究发现，猪苓利水的机理是抑制肾小管对水及电解质的重吸收，从而表现为利水作用。其实验结果的准确性暂且不论，在此，笔者质疑一下，猪苓利水时，是用于身体正常的小白鼠，还是处于水肿状态的小白鼠？笔者认为，不同状态下的小白鼠，猪苓对其的利水作用是不同的。

通过"茯苓"一药的探讨，五苓散是治疗急性脱水而患者大量饮水形成的水湿内停之首选方，其机理在"茯苓"的文中已经探讨。

下面探讨一下猪苓汤用于反复发作的慢性泌尿系感染的治疗。《伤寒论》第223条之猪苓汤主治"若脉浮，发热，渴欲饮水，小便不利"，泌尿系感染表现为尿频、尿急、尿痛，均是典型的小便不利，不管其是否伴有"渴欲饮水"，与猪苓汤必效。

那么，其作用机理究竟如何？笔者推测，可能是方中的猪苓、茯苓、泽泻、滑石同时具有利尿消炎作用，而阿胶具有止血作用，对于反复发作的慢性泌尿系感染，用猪苓汤进行治疗，不仅能够迅速改善"小便不利"，而且具有明显的止血效果。

【案例讨论】

1. 猪苓汤治疗反复发作泌尿系感染案

于某，女，72岁。2010年5月11日诊。患者形体胖而虚，肌肉松软，面黄白。既往有高血压、冠心病、轻度脑血栓等病史。

以尿血数次发作而来诊。患者于数月前曾因过食生葱及劳累而发病，尿频、尿急、尿痛、肉眼血尿而输液3天治愈。数月来，每因过食辛辣而发，发作至少3次，但与情志不舒无关，因发作频繁而求治于中医。此次发病于4天前，又因过食生葱、生蒜而发，现输液3天效果不佳，仍有肉眼血尿，无尿急，无尿痛，无尿频，无口苦，口干明显，易汗出，舌体胖大，舌苔白略腻，脉正。纳佳眠好，大便畅。处以猪苓汤原方：猪苓、茯苓、泽泻、滑石、阿胶（烊）各 15g。5 剂，煎服，每日 1 剂。并嘱忌食辛辣。药后即愈，1 年内未复发。

按：猪苓汤来源于《伤寒论》，"若脉浮，发热，渴欲饮水，小便不利者，猪苓汤主之。"从临床应用的报道来看，本方最常用于泌尿系感染性疾病，特别是对于反复发作者，尤为适宜。

患者虽无发热，但口干明显，虽无明显的小便不利表现，但肉眼血尿也可以看作是小便不利的表现之一。其临床表现基本与《伤寒论》对猪苓汤的描述相符。

方中猪苓、茯苓、泽泻、滑石能够清热利尿，可以消除泌尿道的感染症状，方中阿胶能够止血，对于尿血者尤宜。患者反复发作血尿，每因食生葱及劳累而发病，辛辣助热，劳累主虚。对于此类患者，仅用清热利尿法可取一时之效，但长期疗效无法保证，必须清热与扶正止血并用。其中尿血是使用猪苓汤的重要指征。

2. 猪苓汤合四逆散治疗泌尿系感染反复发作案

刘某，女，48 岁，身高 160cm，体重 65kg。以反复发作泌尿系感染于 2017 年 3 月 25 日而诊。

近十多年来，经常泌尿系感染，发则尿频、尿急、尿痛，医院多次做尿化验检查，均正常，但经常发作，最近 2 年尤其频繁。

刻诊：小便次数偏多，小便时有涩痛感、灼热感，尿色淡黄，已 10 余天，2 月份尿液检查仍正常。伴腰膝酸软，患者为商场服务员，久站则特别容易发作。口渴欲饮大量温水，嘴唇干燥，胃口一般，泛酸，睡觉时易醒、多梦，精神疲倦，畏寒畏风明显，平时易于汗出。舌质淡，苔薄少。

疏猪苓汤合四逆散加桔梗：猪苓 15g，茯苓 15g，泽泻 15g，阿胶 15g，滑石 15g，柴胡 10g，枳实 10g，白芍 10g，炙甘草 10g，桔梗 3g。颗粒剂，冲服，每日 1 剂，分 2 次冲服，15 剂。

2017 年 4 月 18 日二诊：患者述已经没有明显症状，小便正常，无尿频、尿急、尿痛。嘱再进 15 剂，以巩固疗效，至今没有复发。

按：习惯使用经方的医家都知道，猪苓汤是治疗泌尿系感染反复发作的有效"秘方"。那此时为何会配伍四逆散呢？患者反复发作的泌尿系感染，精神不仅疲惫，而且一定有抑郁的存在，用四逆散是为了疏肝解郁，减轻患者的精神压力。而配伍小剂量的桔梗，能够达到宣肺利小便的目的，即提壶揭盖。

【其他】

猪苓的用法，汤剂、散剂均可。

入散剂时，严格按照经方的用量比例来使用；入汤剂时，其用量一般不大，10～15g 足矣。

17. 牡蛎

——镇惊安神之品

【来源】

牡蛎首载于《本经》，其曰："主伤寒寒热，温疟洒洒，惊恚怒气，除拘缓，鼠瘘，女子带下赤白。久服强骨节，杀邪鬼，延年。"其为牡蛎科动物长牡蛎、大连湾牡蛎或近江牡蛎的贝壳，其质重沉降。平肝潜阳、重镇安神、软坚散结均宜生用，收敛固涩宜煅用。

【传统表述】

牡蛎咸而微寒，具有重镇安神、平肝潜阳、软坚散结等功效，煅用能够收敛固涩。主要用于：①心神不安、惊悸失眠等，最常与龙骨同用，伴口苦、咽干者，宜配伍柴胡、黄芩、半夏等，如柴胡加龙骨牡蛎汤；伴汗出、恶风者，可配伍桂枝、芍药等，如桂枝加龙骨牡蛎汤。②肝阳上亢之头晕目眩，配伍龙骨、白芍等，如镇肝熄风汤。③痰火郁结之痰核、瘰疬、瘿瘤等，配伍浙贝母、玄参，即消瘰丸。④煅用时可用于自汗、盗汗、滑精、尿频、崩漏等病证，可根据不同病证而辨证加减。

【药理分析】

《本经》载牡蛎主治"惊恚怒气"，《名医别录》主"烦满"，《海药本草》"去烦热"，《伤寒论》之柴胡加龙骨牡蛎汤主治"胸满烦惊"，桂枝甘草龙骨牡蛎汤主治"烦躁"，桂枝去芍药加蜀漆牡蛎龙骨救逆汤主治"惊狂，卧起不安"，都说明牡蛎具有镇惊安神作用。再从古籍描述来分析，似乎牡蛎主治"烦"的概率较大，而烦躁一症属热者比较多，似在提示牡蛎具有清热除烦作用。

牡蛎的化学成分已经明确，它含有大量的碳酸钙，并含铜、铁、锌、锰、锶、铬等微量元素。因为牡蛎一般入煎剂，所含的碳酸钙难溶于水，所以，研究单纯的牡蛎煎剂，毫无价值。

牡蛎常在复方中配伍应用，如桂枝甘草龙骨牡蛎汤、桂枝去芍药加蜀漆牡蛎龙骨救逆汤、桂枝加龙骨牡蛎汤、柴胡桂枝干姜汤等。通过分析发现，含有牡蛎的配方，一般也含有甘草。笔者推测，可能是甘草中甘草酸与牡蛎中的碳酸钙发生反应，从而使钙离子大量析出，析出的钙离子作用于脑动脉血管，使受热而发生痉挛的脑动脉血管趋于平稳，就这个作用来讲，牡蛎具有平肝潜阳功效也就不难理解了。

因为热的作用，使血管扩张，脑动脉充血，患者表现为头胀痛、头晕而烦躁不安，这些均属于肝阳上亢的表现，也在内热所致烦躁的范围之内。所以，牡蛎同时具有平肝潜阳与清热镇惊安神的功效，实际上两个功效是一回事。

上文提到，甘草酸对钙离子的析出具有重要意义，那么，柴胡加龙骨牡蛎汤不含甘草又该如何解释？笔者推测，柴胡加龙骨牡蛎汤中含黄芩，黄芩的主要成分是黄芩苷，有助于析出牡蛎中的钙离子。

再看一下镇肝息风汤，来源于《医学衷中参西录》，原文如下："治内中风证（亦名类中风，即西人所谓脑充血证），其脉弦长有力（即西医所谓血压过高），或上盛下虚，头目时常眩晕，或脑中时常作疼发热，或目胀耳鸣，或心中烦热，或时常噫气，或肢体渐觉不利，或口眼渐形歪斜，或面色如醉，甚或眩晕，至于颠仆，昏不知人，移时始醒，或醒后不能撤消，精神短少，或肢体痿废，或成偏枯。"文中明确指出，由于血压过高导致脑充血证，为了减轻脑充血而选用了镇肝息风汤，方中即含牡蛎与甘草二药。

此外，牡蛎具有软坚散结作用，大部分中医治疗瘰疬、甲状腺结节等方面，虽然都在使用牡蛎，但有多大作用，及其机理是什么，并不是很清楚。

不过，还有一点比较明确，煅牡蛎研末冲服可治疗胃酸过多。因为煅牡蛎含有大量的碳酸钙，能够直接中和胃中过多的胃酸，从而具有制酸作用。不过，这种作用是针对胃酸过多这一疾病之标而言的，对疾病之本并无多大帮助。

【案例讨论】

1. 柴胡加龙骨牡蛎汤治疗入睡困难案

常某，男，20 岁，面色黄白，形体消瘦，精神正常，2014年3月10日诊。

入睡困难达5年之久，近期有加重趋势，常常在晚上两三点入睡，稍有动静则心烦意乱，入睡后则不容易醒，梦不多，纳一般，腹直肌紧张，不吐痰，无恶心，晨起口苦，苔白腻，脉沉实有力，冬天四肢发凉。

处以柴胡加龙骨牡蛎汤：柴胡 12g，黄芩 6g，党参 20g，姜半夏20g，茯苓15g，干姜15g，红枣15g，炙甘草10g，煅龙骨30g，煅牡蛎30g，桂枝15g，制大黄3g。煎服，每日1剂。服药一包，即酣然入睡，唯有梦多。服药6剂，睡眠已恢复正常。

按：《伤寒论》第107条："伤寒八九日，下之，胸满烦惊，小便不利，谵语，一身尽重，不可转侧者，柴胡加龙骨牡蛎汤主之。"

该患者主诉是入睡困难即失眠，主治该病证的方不外乎温胆汤、柴胡加龙骨牡蛎汤、血府逐瘀汤等。然而对于该患者而言，除失眠心烦外，晨起口苦和冬天四肢发凉是柴胡证，但究竟是选用柴胡加龙骨牡蛎汤还是血府逐瘀汤，这的确是一个难题。因为二者均是柴胡类方。

再观患者形体消瘦，精神正常，这也不是区分二方的依据。

究竟选用何方？

血府逐瘀汤患者的舌象特点是瘀点或瘀斑，脉象或涩或结。而该患者舌象正常，脉象是沉实而有力，并无血府逐瘀汤的适应证。故还是柴胡加龙骨牡蛎汤证。

2. 四逆散合桃红四物汤加减治疗月经量少、失眠案

张某，女，43岁，身高162cm，体重58kg，面色黄暗。2017年6月17日以月经量少、失眠而来诊。

自述6年前无明显原因开始月经量逐渐变少，近1年来，月经量明显变少，色暗，有血块，持续时间短，仅1天即净，6年以前一般持续5~7天，但无痛经，月经周期不算准，有时提前，有时错后，末次月经时间是6月11日，现经前10天左右开始乳房胀痛。失眠已经1年多，现每晚能睡3~4个小时，而且睡眠质量很差，乱梦纷纭，晨起后记不起做梦内容。冬天手脚冰凉，纳可，口不干而略苦，大便偏干，小便偏黄，舌质润，苔薄白，舌

底静脉怒张，脉略弱。

处以四逆散加味：柴胡 10g，枳实 10g，白芍 15g，炙甘草 10g，桃仁 15g，红花 15g，当归 20g，川芎 15g，煅龙骨 20g，煅牡蛎 20g。10 剂，煎服，每日 1 剂。嘱经前 10 天开始服用。

7 月 1 日患者反馈，6 月 29 日开始服的药，服药 3 天，睡眠明显好转，月经还未至，之后再未联系。

7 月 18 日患者反馈，服完药后，月经如期而至，没有提前，也没有错后，本次月经 7 月 11 日开始。嘱上方继服 10 天。8 月 23 日，患者反馈，服药 2 疗程，睡眠已经调好，月经量较以前多一点，但时间仍短，仅 2 天即净。乳房胀痛消失，大便畅快。

按：《伤寒论》第 318 条"少阴病，四逆，其人或咳，或悸，或小便不利，或腹中痛，或泄利下重者，四逆散主之。"四逆，即四肢发凉，冬天尤其明显。该患者即为典型的四逆证，经前乳房胀痛，也是使用四逆散的指征。患者以月经量少而来诊，伴血块、色暗、舌底静脉怒张，瘀血证也，当用桃红四物汤或桂枝茯苓丸，该案患者不仅有血瘀的临床表现，还有血虚的一面，故没有选用桂枝茯苓丸，而选择具有一定补血作用的桃红四物汤。桃红四物汤合四逆散再加牛膝、桔梗即成血府逐瘀汤，而血府逐瘀汤是笔者治疗失眠的常用方。既然使用血府逐瘀汤治疗失眠有效，那么四逆散合桃红四物汤治疗失眠也应该有效，再加煅龙骨、煅牡蛎以镇静安神。诸药合用，共奏疏肝理气、活血补血、安神之功。方中当归、桃仁的用量相对较重，其目的是为了润肠通便。

【其他】

牡蛎用量，5～30g 不等，主要根据患者的体重与病情轻重而酌定用量。

18. 附子

——温里回阳之品

【来源】

附子首载于《本经》，其曰："主风寒咳逆邪气，温中，金创，破癥坚积聚，血瘕，寒湿痿躄，拘挛，膝痛不能行走。"其为毛茛科植物乌头的子根的加工品，主产于四川、陕西等地，习惯认为四川江油一带产者品质最佳，为道地药材。6月下旬至8月上旬采挖，除去母根、须根及泥沙（母根作川乌入药），习称"泥附子"，加工成盐附子、黑顺片、白附片等商品规格，以降低毒性。黑顺片、白附片直接入药或用沙烫法制成"炮附片"用；盐附子须制成"淡附片"用（漂尽盐分，与甘草、黑豆加水共煮至透心，切片晒干）。

【传统表述】

附子辛甘大热，主归心、肾、脾经。它能够回阳救逆、温里散寒、止痛等。主要用于：①少阴病或冷汗淋漓之亡阳，配伍干姜、甘草，即四逆汤。②阳虚诸证，如肾阳虚之水肿、痰饮，配伍地黄、山药等，如肾气丸；中焦虚寒性胃脘冷痛，配伍干姜、人参等，如附子理中丸；脾肾阳虚、水湿内停之水肿，配伍白芍、茯苓等，如真武汤。③风寒湿痹之关节冷痛，配伍甘草、桂枝等，如甘草附子汤，亦可与麻黄、细辛同用，即麻黄附子细辛汤。

【药理分析】

1. 强心作用

《伤寒论》第281条为少阴病之提纲症："少阴之为病，脉微细，但欲寐也。"一般而言，少阴病分为寒化与热化两个方面。少阴寒化证即少阴阳虚，不能温煦，机体失去温养而出现的机体功能低下的状态，其典型表现为亡阳证。

附子是回阳救逆的要药，始自《伤寒论》用四逆汤治疗少阴寒化证。结合现代医学来看，所谓的亡阳证类似于今天的心力衰竭，也就是心脏的泵血功能不足。"脉沉微"首先考虑为心脏收缩功能衰弱，不能泵出有效而足够的血液；"四逆"则是末梢循环衰竭的表现；"但欲寐"是由于心脏泵血功能不足而脑供血不足缺血缺氧所致。附子回阳救逆的实质是它的强心作用，药理研究发现，附子所含的乌头碱具有非常强大的强心作用。但由于乌头碱的毒性较强，所以，现在一般主张先煎附子以降低毒性。随着煎煮时间的延长，乌头碱可进一步分解为乌头原碱，其毒性大为降低，而其强心作用却没有明显减弱，所以，临床上用较大剂量的附子时，一般主张先煎。

然而，通过研究四逆汤的煎法，"以水三升，煮取一升二合，去滓，分温再服"，显然加水量并不多，也没有先煎，而且张仲景强调方中附子一定生用，难道张仲景不怕患者中毒吗？

四逆汤主治的是亡阳急证、危证、重证，患者的病情耽误不得，在煎药时间上不能拖延，这是其一；其二，既然用生附子一枚，相当于15g左右，笔者推测，在没有先煎久煎的条件下，其乌头碱的溶出量也是有限的，可能量少不至于中毒；其三，分析

《伤寒论》条文，第225条主治"少阴病，下利清谷"，第314条之白通汤主治"少阴病，下利"，第315条白通加猪胆汁汤主治"利不止，厥逆无脉"，第317条通脉四逆汤主治"少阴病，下利清谷，里寒外热，手足厥逆，脉微欲绝，身反不恶寒"，综上所述，患者的亡阳源于剧烈的腹泻，剧烈腹泻必然丢失过多的肠液，众所周知，肠液呈碱性，那么患者因丢失过多的肠液，不仅出现心力衰竭，而且会出现代谢性酸中毒，这是一个现代医学非常重视的问题。现代医学采取的治疗措施是输液补碱，而在东汉没有输液的年代，只有口服给药一条途径。所以，乌头碱进入机体后，通过胃的吸收，能够中和过多的酸，从而纠正代谢性酸中毒，这与现代的治法不谋而合。

当然，这是用于处于亡阳状态中的"病"人，用四逆汤往往是救急的，而且是有效的。假如用于健康的人，必然会中毒。笔者曾用生附子10g治疗一位痛经的学生，而且附子经过先煎，患者服药后立即感到咽堵、舌麻、口麻、腿麻等症状，后来减量至5g，中毒症状依然出现。所以，附子用于回阳救逆治疗心力衰竭时才能生用，否则还是用熟附子比较安全。

但是，由于现代医学的先进抢救技术，生附子用于心力衰竭已无用武之地。

2. 止痛作用

《本经》载附子主"寒湿痿躄、拘挛、膝痛不能行走"，《名医别录》主"脚疼冷弱，腰脊风寒"，中医认为，不通则痛。疼痛性疾病，以寒凝者多见，附子辛温通络，散寒止痛作用较强，凡风寒湿痹之腰痛、腿痛、周身骨节疼痛者均可用之。药理研究发现，附子所含的中乌头碱、乌头碱及次乌头碱均有镇痛作用。用治寒痹之疼痛剧烈、畏寒或遇冷加剧等，可与桂枝、白术、甘草同用，即甘草附子汤。

学中医，首先要学会辨阴阳。阴阳辨清了，治疗的大方向便不会出错。

有的中医，行医一辈子，依照西医的方法来学习中医，这样的人，一辈子都入不了中医的这道门，更不用说登堂入室了。岂不知，中医与西医虽然都是研究人的健康问题，但研究的方向是不同的。西医是研究人的病，而中医是研究病的人。西医研究的是局部的病，中医研究的是整体的人。学西医，入门容易，但因为研究的过于精细，所以，越来越难学，由简单到复杂，这叫知识；学中医，入门很难，但中医研究的黄连还是两千多年前的那个黄连，人参也还是那个两千多年前的人参，从宏观方面来研究处于病态中的人，这是由繁杂到简单，叫智慧。

比如甘草附子汤，是治疗寒性疼痛的一首妙方，如果辨不清寒热，而用于热性疼痛，则南辕北辙。

痛风与嘌呤代谢紊乱和/或尿酸排泄减少所致的高尿酸血症直接相关，特指急性特发性关节炎和慢性痛风石疾病，主要包括急性发作性关节炎、痛风石形成、痛风石性慢性关节炎、尿酸盐肾病和尿酸性尿路结石，归根结底，痛风源于体内高尿酸血症，这是西医学的认识。治疗上当首选秋水仙碱，还可加服小苏打等，直接用碱来中和体内过多的酸。

而中医呢，首先要辨寒热，其热者，痛风发作时，局部红肿热痛，舌红苔黄，笔者常治以大柴胡汤合桂枝茯苓丸加味；其寒者，局部冷痛，遇冷加剧，治以甘草附子汤加味。

结合药理研究，附子含乌头碱，能够中和过多的尿酸，而且附子还具有强烈的止痛作用，这是其治疗痛风的作用基础。当然，乌头是附子的母根，临床上运用附子治疗痛风时，完全可以用乌头来代替。

3. 散寒之功

《本经》载附子"温中",《名医别录》主"心腹冷痛",《医学启源》"去脏腑沉寒,补助阳气不足,温热脾胃",一般用于治疗脾胃虚寒之脘腹冷痛,风寒湿痹之腰痛、关节冷痛等疾病。

纵观此类疾病,与其说附子具有散寒之功,不如说其能够止痛,而且治疗冷痛。《伤寒论》中的"寒",因寒性收引,故多大具有痛的特点。

实际上,附子止痛的作用机制已经非常明确,但散寒的机理呢?这与附子强心的机理密切相关,因附子所含的乌头碱具有强心作用,促进血液循环,从而加速局部乃至全身的血液供应与新陈代谢,从而表现出其独特的"温热"作用。与桂枝不同的是,桂枝所含的桂皮醛主要刺激胃肠道黏膜与周围血管而呈现温里散寒作用。所以,附子的温里散寒作用是中枢性的,而桂枝则是周围性的。

因附子能够强心,加强脉搏的跳动,故可主治虚弱的脉象,黄煌教授在《张仲景50味药证》中写道:"脉沉微,指脉形极细极微,按之如游丝,似有若无;或脉沉伏不出,重按至骨方得,或脉突然变得浮大而空软无力,此为附子的特征,著者称为附子脉。"

传统认为附子大辛大热,极寒久寒非此不能除,而水有寒水、热水之分,因水乃至阴之物,临床所见,以寒水最为多见,如慢性肾炎出现的水肿多见附子证,真武汤最为常用。从附子的作用来看,绝无利水之功,但有温阳散寒之力,这是其治疗慢性肾炎水肿的作用机制。

【案例讨论】

1. 四逆汤治疗四肢厥冷案

张某,女,19岁,形体偏胖,面白唇淡,2013年11月4日以四肢厥冷就诊。

患者自幼时就怕冷，尤其到冬天，怕冷更加明显，四肢常冷，手较足重，冷时指甲发青，晚自习时间都暖和不过来，晚上睡觉时常被冻醒，伴有口腔溃疡4处，已持续1周多。平素月经尚正常，行经的1~2日偶有痛经，末次月经10月19日，此次量少，仅持续4日，比往常推迟了5天。心下压痛，大便正常，舌质淡，苔水滑而腻，脉沉迟无力而结代，大约不足50次/分。处方：附子5g，干姜20g，炙甘草20g。6剂，煎服，每日1剂。

11月11日二诊，服药后四肢转温，畏寒症状减轻，久坐亦感觉冷减轻，口腔溃疡已愈，脉有力，但结代，舌苔正常。从服药第2日起，白带夹暗红色，至周末开始出现流血，但血量较少，嘱不用害怕，继续服药6剂。

11月18日三诊，脉率增加至70次左右，畏寒症状明显减轻，晚自习时间已能暖和过来，对疗效甚为满意，只是脉仍结代。

按：《伤寒论》第323条指出"少阴病，脉沉者，急温之，宜四逆汤"，其中脉沉而微细，必伴有畏寒、手足寒等症状。

该病例的脉象特点为沉迟无力而结代，每分钟不足50次，为非常典型的附子脉，再加上畏寒明显、面白唇淡、舌质淡等，这是典型的四逆汤证。

原方由炙甘草二两，干姜一两半，生附子一枚组成。而笔者仅用附子为5g，何其小也。概因我校附子为黄附片，毒性甚大的原因，用至10g即口麻明显，所以不敢用量过大。

至于其口腔溃疡，系由于虚火上炎引起，清代郑寿全在《医理真传》中用伏火来解释："世多不识伏火之义，即不达古人用药之妙也。余试为之喻焉。如今之人将火煽红，而不覆之以灰，虽焰，不久即灭。覆之以灰，火得伏，即可久存。古人通造化之微，用一药，立一方，皆有深义。若附子、甘草二物，附子即火也，甘草即土也。古人云：热不过附子，甜不过甘草。推其极也。古人以药性之至极，即以补人身立命之至极，二物相需并用，亦寓回阳之义，亦寓先后并补之义，亦寓相生之义，亦寓伏火之义，不可不知。"

2. 温潜法治疗高血压案

李某，女，61岁，瘦小身材，自幼体弱多疾，2013年3月23日初诊。

患者于半年前因眩晕、头胀而测血压，收缩压180mmHg，舒张压未知，服降压药后，仍然眩晕、头胀，今日血压150/90mmHg。刻诊：头晕、头胀，平素畏寒明显，四肢常冷，胃怕冷，从来不吃凉东西，口不干，不欲饮水，无恶心，无呕吐，眠多无梦，下肢不肿，二便正常，舌质润，苔薄少，脉沉弱而缓。有严重的直立性低血压，即便坐在椅子上站起时也有明显的头晕，只要改变体位，眩晕必作。温潜法治之，处以真武汤加味：附子30g（先煎），干姜20g，茯苓20g，白术20g，白芍20g，龙骨30g，牡蛎30g，石决明30g。6剂，煎服，每日1剂。

3月30日二诊：血压160/90mmHg，眩晕、头胀明显好转，舌脉无明显变化。上方改附子为40g，石决明为80g，继服6剂。

4月6日三诊：降压药已经停止服用，现测血压125/70mmHg，眩晕、头胀愈，偶尔头痛，舌脉无明显变化，上方6剂。前3剂，每日1剂，后3剂，分6日服完，以巩固疗效。

按：本案患者阳虚症状明显，如平素畏寒，四肢常冷，胃怕冷，从来不吃凉东西，脉沉弱而缓等，宜温之，故与真武汤，原方主治"太阳病发汗，汗出不解，其人仍发热，心下悸，头眩，身𠕜动，振振欲擗地者"。既然真武汤以附子为主药，阳虚证必见，那么文中的"发热"是由于阳虚而上浮所致，而不是表证的发热，文中的"头眩，身瞤动，振振欲擗地"，也是虚性兴奋。结合本案，患者虽然瘦小体弱，但血压升高，导致明显的头晕、头胀，属于虚性兴奋，故与龙骨、牡蛎、石决明等重镇之品。

一般认为，高血压多属于肝阳上亢的范畴，以滋阴潜阳为主要治法，滋阴药与重镇药配伍，这种治法实际上是凉潜法，其脉多见热象。而本案患者脉沉弱而缓，按南京中医药大学黄煌教授的观点，属于附子脉，这是选用真武汤的重要依据之一。

二诊时患者症状已经有所缓解，但血压并没有明显改善，故加大石决明用量至80g，取"治下焦如权，非重不沉"之意。患者服中药的同时，虽然停用降压西药，而血压降至正常，足以说明石决明的降压效果，也可以说明真武汤对阳虚体质的改善作用。

石决明是鲍鱼的贝壳，药典规定用量为3～15g，笔者认为这个用量过小，难以达到有效剂量。再从安全角度来看，本品主含碳酸钙，没有明显的毒副作用，故可放胆用之。早在十多年前，一朋友告知，石决明降压效果明显，笔者一直未重视之，该案取得理想效果，其重复性如何，需要临床进一步验证。

3. 真武汤加味治疗低血压、头昏案

赵某，女，37岁，身高160cm，体重52kg，2017年9月8日以低血压、头昏为主诉而就诊。

自述从小有低血压，收缩压一般为90mmHg左右，舒张压一般为50～60mmHg。畏寒、乏力等症状好像从小时候就有，但近几年加重，精神疲倦，头昏、头晕明显，记忆力下降明显，易怒，易烦躁，易抑郁，易焦虑，喜欢唉声叹气，畏寒，畏风，出汗少，出汗后身凉，晨起眼睛浮肿，有眼袋，黑眼圈，鼻干，口干喜热饮，口苦，口黏，口腔溃疡1处，有黏痰，但不咳嗽，腹部发凉，眠可，手脚冰凉，手指有发胀感，大便正常，舌质润，

苔薄少，有齿印。

真武汤加味：黑顺片 15g，炒白术 15g，茯苓 15g，干姜 10g，桔梗 6g，党参 20g，白芍 10g。颗粒剂，10 剂，每日 1 剂，饭前半小时温开水分 2 次冲服。

9 月 22 日二诊：患者反馈，大概吃到第 5 天的时候精神就开始好起来了。现在下午都不会感到疲惫了，嘱原方再进 10 剂以巩固疗效。

10 月 11 日三诊：患者反馈，效果显著，黑眼圈、鼻干、口干、口苦、口黏、口腔溃疡等都已经痊愈，现在血压 110/70mmHg，再没像原来那样昏昏沉沉的，现在感觉精力充沛嘱再进原方 10 剂。

按：真武汤来源于《伤寒论》，第 82 条："太阳病，发汗，汗出不解，其人仍发热，心下悸，头眩，身𥆧动，振振欲擗地者，真武汤主之。"第 316 条："少阴病，二三日不已，至四五日，腹痛，小便不利，四肢沉重疼痛，自下利者，此为有水气，其人或咳，或小便利，或下利，或呕者，真武汤主之。"真武汤由附子、茯苓、白术、白芍、生姜组成，现行教材认定真武汤是温阳利水剂，一般用于阳虚水肿。

该案患者以低血压、头昏为主诉而就诊，笔者首先想到的就是真武汤证。畏寒、乏力等属于阳气虚弱。阳虚水泛，就可以出现晨起眼睛浮肿、眼袋明显、黑眼圈等。手指发胀感，也是阳虚水泛的表现。桔梗祛黏痰，党参补气。诸药合用，共奏补气温阳利水之功。

【其他】

附子的用量，入汤剂，相差甚大，3～30g 不等。火神派用量则更大，用至 60～150g。用量大时，须先煎久煎，须有丰富的临床经验指导。

附子有毒，故孕妇忌用；十八反规定，附子反半夏、瓜蒌、贝母、白蔹、白及；若内服过量，或炮制、煎煮方法不当，可引起中毒。

附子与半夏同用，这在治疗过敏性鼻炎时经常用到，因为治疗此病，笔者一般用小青龙汤配伍大剂量的附子，疗效显著，至今无明显的不良反应。临床上，笔者尚未用附子配伍瓜蒌、贝母、白蔹、白及。虽然临床上大剂量应用附子的报道很多，但为安全起见，还是要从小剂量用起。

炮制过的附子毒性较小，甚至无毒，比较安全，但如果应用生品，其毒性强，临床应用时宜慎重。

大剂量应用附子时，无论是生品，还是炮制品，必须先煎、久煎，以降低其毒性，确保用药安全。

服用附子而中毒者，轻则出现口麻、手麻、下肢麻木、口角流涎、心律失常等症状，重则影响到生命。所以，临床应用附子，特别是超大剂量应用时，必须慎重。

服用附子时，不宜饮酒，更不宜用附子浸酒常服，极易引起中毒。

治疗痹证时，附子为常用之品，威灵仙亦为常用中药，二者同用的情况较为常见，但有临床报道指出，二者同用时，患者中毒的概率较高，临床合用时宜慎。

笔者治疗附子中毒时，先催吐，再以 100g 炙甘草，或配伍50g 生姜，速煎，适寒温，服后多能缓解。但中毒严重者，应速送医院抢救以免延误病情。

19. 干姜

——H₂ 受体阻滞剂

【来源】

干姜首载于《本经》，其曰："主胸满咳逆上气，温中，止血，出汗，逐风湿痹，肠澼下利，生者尤良。久服去臭气，通神明。"其为姜科植物姜的干燥根茎，即生姜之晒干者，含姜辣素，具有明显的辛味。食用生姜或干姜后，从口腔到胃脘部感到不同程度的温热感，呈现出明显的温热之性。

【传统表述】

干姜辛热，归脾、胃、肺经。它具有温中回阳、温肺化饮之功。主要用于：①脾胃虚寒证，配伍人参、白术等，如理中丸。②亡阳证，配伍附子、甘草，即四逆汤。③肺寒咳嗽，吐痰质稀色白者，配伍细辛、五味子等，如小青龙汤。

【药理分析】

1. 抑制胃肠道腺体分泌而止泻

《本经》载干姜能"温中"，并治疗"肠澼下利"，《名医别录》"治寒冷腹痛，中恶、霍乱、胀满"，《药性论》"主温中，霍乱不止，腹痛，消胀满冷痢"，《医学启源》谓炮姜主"下痢肠澼，久疟，霍乱，心腹冷痛胀满"，以上文献均说明干姜能够治疗中焦虚寒所致的腹泻。《伤寒论》第 29 条载甘草干姜汤，主治"烦躁吐逆"，在《金匮要略》中亦有应用："肺痿吐涎沫而不咳者，其人不渴，必遗尿，小便数，所以然者，以上虚不能制下故也。此为肺中冷，必眩，多涎唾，甘草干姜汤以温之。"《金匮要略》所载甘草干姜汤，其组成、用法等与《伤寒论》所载基本相同，唯《金匮要略》用炮干姜，而《伤寒论》用干姜。

结合两条原文不难看出，甘草干姜汤的主治要点包括"小便数""吐逆""吐涎沫""不渴，必遗尿，小便数"等。

对以上要点进行总结，分泌物增多是以上病证的共同特征，且主要见于消化道，如口腔分泌物增多则见"吐逆""吐涎沫""不渴"；大肠、小肠的分泌物增多则见慢性腹泻；胃分泌物增多则见"吐逆"、泛酸、嘈杂等。"小便数""遗尿"等也可以理解为泌尿道的分泌物增多。所以，笔者大胆推测干姜有类似于 H_2 受体阻滞剂即甲氰咪胍的药理作用，甲氰咪胍能够抑制胃酸分泌过多，减少胃液分泌，能够治疗胃溃疡。同时，研究发现，甲氰咪胍的副作用是引起便干、便秘，与干姜温中止泻的作用机理极为相似。

方中甘草用至四两，是干姜用量的两倍，与一般方剂相比，方中甘草的量可谓独大，这不得不引起我们的思考。

从传统中医理论来讲，甘草甘缓守中，与干姜配伍，能够温补中阳。但为何用量如此之大？

这时，我们不得不从药理研究寻找答案。现代研究认为，甘草含有类肾上腺皮质激素样作用，有类糖皮质激素样作用而能够抗菌消炎，有类盐皮质激素样的作用而能够维持人体内水和电解质的平衡而呈现抗利尿作用。这就不难理解，为什么长期大剂量服用甘草制剂能够引起水肿，皆因其抗利尿作用所为。而且还可能引起消化液分泌减少。所以，甘草的用量必然要大。

甘草干姜汤中，干姜能够温中止泻，甘草能够补中益气，二者合用，能够益气温中止泻。甘草干姜汤加人参、白术而成人参汤，也叫理中丸，是温阳健脾的首选方，岂不知，甘草干姜汤才是温中健脾之祖剂。它们共同的适应证是慢性腹泻、脘腹冷痛，而慢性腹泻往往是患者的主诉。

2. 抑制呼吸道腺体分泌而止咳

《本经》载干姜"主胸满咳逆上气"，《名医别录》"止唾血"，《日华子本草》"消痰下气"，《金匮要略》用甘草干姜汤治"肺痿吐涎沫而不咳"，现行教材认为干姜能够温肺化饮，治疗寒饮咳嗽，寒饮咳嗽的特点是患者吐痰色白质稀。中医认为，痰饮的划分，质稠者为痰，质稀者为饮。既然干姜能够温肺化饮，其质地一定清稀，也就是呼吸道的分泌物增多。

呼吸道分泌物增加到一定程度，影响到肺的气体交换功能，患者会感到胸闷，如慢性支气管炎患者不仅吐痰量多，而且胸闷如窒，因干姜能够清除之，故《本经》将胸闷列为干姜的第一主治。

上文已经论述了干姜具有 H₂ 受体阻滞剂样的作用，同样，干姜不仅能够抑制消化道腺体的分泌，也能够减少呼吸道腺体的分泌，而表现为祛痰止咳作用，临床上常配伍细辛、五味子、甘草等，如小青龙汤。

鼻腔为呼吸器官，鼻腔分泌物增多，也是使用干姜的证据，如过敏性鼻炎表现为鼻涕如注者，大多使用小青龙汤治疗有效。因为，干姜与细辛同具有温肺化饮作用，药理推测，其具有通过抑制组胺的释放、加强血管收缩，从而减轻黏膜水肿的功效。

3. 止呕作用

生姜历来被称为呕家圣药，而现行教材却未载干姜能够止呕，历代医家也鲜提干姜的止呕作用，而笔者认为，既然干姜由生姜晒干而成，如同鲜地黄与生地黄的作用，二者的作用没有本质的差别。干姜虽已晒干，但是其姜辣素仍然存在，故其药理作用应该没有很大的变化。所以，生姜为呕家圣药，干姜同样能够止呕。

但干姜的止呕机理是什么？

首先来看呕吐的机制。呕吐，分为中枢性呕吐与周围性呕吐。但不管是何种呕吐，必然伴随着胃肠道平滑肌的强烈收缩，将胃内容物通过口腔排出。中枢性呕吐呈喷射状，而且呕吐前无恶心，多见于中枢神经系统病变，如颅内肿瘤、脑出血等；周围性呕吐往往先恶心不止，而后呕吐，多见于胃肠道病变，如胃肠炎、食物中毒、急性胆囊炎等。

中枢性呕吐的治疗，应当找出原发病灶，降低颅内压是关键，临床上往往应用脱水剂如 20% 甘露醇，显然干姜不能脱水，也不能降低颅内压，所以，中枢性呕吐不是干姜的适应证。

所以，干姜的适应证一定是周围性呕吐，如急性与慢性胃肠炎、各种胆囊炎等所致的呕吐，干姜是治疗上述疾病的常用药。

干姜含挥发油如姜烯、姜辣素等，理论上讲，这些成分进入胃肠道后，对胃肠道产生刺激作用而使腺体的分泌增加。而实际上恰恰相反，干姜含的姜烯等挥发油不仅不能使腺体的分泌增加，反而令其减少，正常人服用一定的干姜后会感到口干舌燥、大便秘结，这就是明证。

理论上讲，干姜所含挥发油能够刺激胃肠黏膜而促进胃肠道平滑肌的收缩，实际却恰恰相反，它不仅不能促进胃肠道平滑肌的收缩，反而能够舒缓胃肠道平滑肌的痉挛而起止呕作用，因为只有胃肠道平滑肌的强烈收缩才能产生呕吐，笔者推测干姜止呕的机理是阻断了胃肠道平滑肌的 M 受体。

生姜的止呕作用在《伤寒论》中应用较多，如大柴胡汤用生姜五两以治"呕不止，心下急，郁郁微烦"，旋覆代赭汤用生姜五两治"心下痞硬，噫气不除"。在《金匮要略》中应用更多，如小半夏加茯苓汤主治"卒呕吐，心下痞，膈间有水，眩悸者"。干姜的止呕作用在《金匮要略》中亦有应用的记录，如半夏干姜散主治"干呕，吐逆，吐涎沫"，干姜人参半夏丸主治"妊娠呕吐不止"。说明，无论是生姜，还是干姜，都具有止呕作用。

【案例讨论】

1. 桂枝人参汤治疗纳呆腹泻案

王某，男，78 岁，古铜面色，身材瘦小，体弱但无疾，看起来像农村的小老头，其实是农村退休教师。2016 年 11 月 26 日初诊。

自幼虽然体弱，但尚健康，从未打过针、吃过药，有点感冒什么的症状，自己就抗过去了。但从半年前开始，无明显原因出现乏力、纳呆、腹泻等症状，原来体重只有一百多斤，现在下降至九十几斤。遂到医院检查，提示有慢性胃炎，结肠镜检查未发现问题。

刻诊：纳少，食量较前明显减少，而且一吃就饱，平时没有饥饿感。便溏，每日 2～3 次，无腹痛，无肠鸣。乏力明显，感觉体力明显下降。穿衣较多，畏寒明显，手足四逆。腹部无压痛，形体消瘦，腹部无脂肪。无口苦口干，无胸闷心慌，无汗出。舌质淡，水滑苔，脉沉迟而弱。

处以桂枝人参汤原方：干姜 20g，炒白术 20g，党参 20g，炙甘草 10g，肉桂 10g。煎服，每日 1 剂，6 剂。嘱 6 剂药后如果见效，就接着服，可连续服用 1 个月。

12 月 24 日二诊：患者服药 6 剂，食量较前明显增加，腹泻已止，体力续增，已能正常劳动。笔者以为患者服用了一个月的药，经仔细询问，知其服用 6 剂药后再也没有服药。可见其效之佳也。见其舌苔仍水滑，手足四逆明显，脉象仍弱，嘱原方继服 20 剂。

2017 年 2 月 9 日三诊：患者服药 20 剂后，手足温暖，自觉体力恢复正常，大便正常，脉弦滑有力，笔者谓之有动脉硬化。患者述今年虽未称体重，但体重一定增加了不少，其血压亦有变化，舒张压 50 + mmHg 升至 80 + mmHg，收缩压 150 ~ 160mmHg。患者亦述，其他人说他面色红润，比先前好看了很多。观其面色，红润了许多。

按：患者就诊时，以腹泻、纳呆为主诉。急性腹泻，一般西医首诊。只有那些慢性腹泻，经过西医治疗不愈的，才看中医。

这样的腹泻，以寒热错杂、寒湿腹泻最为多见，湿热腹泻者极少见。若见湿热泻，用黄连、大黄；寒湿泻，用干姜；寒热错杂之泻，则黄连与干姜并用。

初诊时，笔者从其表现如腹泻半年，便溏，畏寒明显，手足四逆，舌质淡，水滑苔等，即判定为中焦虚寒，本想用附子理中丸或汤，但考虑到肉桂的温热之性较附子强，遂改成理中汤加肉桂，即桂枝人参汤也。

《伤寒论》第 163 条："太阳病，外证未除，而数下之，遂协热而利，利下不止，心下痞硬，表里不解者，桂枝人参汤主之。"

原文提及两个症状，其一是利下不止，说明下利的程度，频繁而无休止。这是使用干姜的指征，因为干姜类似于 H_2 受体阻滞剂，能够抑制胃酸及肠液的分泌，从而起到止泻作用。经过多年战乱的东汉末年，人们的物质生活并不丰富，可以说是极度匮乏，瘦人极多，而且经过反复泻下，又出现利下不止，其人会更加消瘦，甚至骨瘦如柴，腹壁没有脂肪，腹直肌紧张，所以才会出现心下痞硬。心下痞硬，说明正气已伤，这是使用人参的指征。

若再配伍白术、甘草、桂枝，即成桂枝人参汤。

2. 小青龙汤加味治疗过敏性鼻炎案

杨某，女，47 岁，身高168cm，体重70kg，2017 年 9 月 9 日以过敏性鼻炎为主诉而就诊。

自述有过敏性鼻炎病史 10 余年，起初发作并不频繁，常吃鼻炎康片。最近几年常严重发作，服用过各种药物效果均不明显，每年均在立秋后加重。患者为大型商场服务员，每天都要避开空调口，一旦遇空调直吹，鼻炎立马发作。

刻诊：现每天发作至少 4、5 次，多时 20 余次，晨起、遇冷风发作，发作时喷嚏连连，鼻流大量清涕，质稀如水，伴咽痒、鼻痒、眼痒。平素患者喝水较少，口中发热，纳可，泛酸，大便偏稀，入睡困难，睡眠浅，有时梦多。舌质红，苔薄白而燥。处以小青龙汤加味：麻黄10g，桂枝12g，干姜15g，细辛6g，五味子6g，姜半夏10g，白芍12g，炙甘草15g，辛夷15g。颗粒剂，10 剂，每日 1 剂，温开水饭后冲服。嘱避风寒，慎起居，忌生冷。

10 月 3 日，其工友王某以慢性鼻炎来诊，言杨某的鼻炎大有好转，遂慕名而来。

按：过敏性鼻炎即变应性鼻炎，是指特应性个体接触变应原后，主要由 IgE 介导的介质（主要是组胺）释放，并有多种免疫活性细胞和细胞因子等参与的鼻黏膜非感染性炎性疾病。其发生的必要条件有三个：特异性抗原即引起机体免疫反应的物质；特应性个体即所谓个体差异、过敏体质；特异性抗原与特应性个体二者相遇。其鼻炎的典型症状主要是阵发性喷嚏、清水样鼻涕、鼻塞和鼻痒。部分患者伴有嗅觉功能减退。

该例患者即为典型的过敏性鼻炎，呈发作性鼻流清涕，属于"痰饮"病的范畴。《金匮要略》云"病痰饮者，当以温药和之"，黄煌老师说"水样的鼻涕水样的痰，治水的小青龙把饮蠲"，故与小青龙汤加辛夷治之。

3. 四逆散合半夏厚朴汤治疗呕吐案

石某，男，20 岁，身高 177cm，体重 61kg。2013 年 10 月 7 日初诊。

食后干呕，重则吐饭 1 年有余，日渐加重，伴有刷牙干呕，大便不成形，完谷不化，自述因食堂饭菜欠佳而引发。喉中暗红，腹直肌拘紧，喉中有痰。舌暗红，苔少，脉迟但有力。处以四逆散合半夏厚朴汤：柴胡 15g，枳壳 15g，白芍 15g，甘草 10g，姜半夏 15g，厚朴 15g，紫苏梗 15g，茯苓 15g，干姜 20g，白及 15g。煎服，每日 1 剂，5 剂。服药 2 日，明显起效，服药第 4 日，洗海水澡后，有干呕感觉，喉中有痰，现睡眠多梦，饭后痰多易吐，吐痰时伴有干呕，姜半夏改为 30g，去白及。5 剂愈。

按：患者以呕吐为主诉就诊，生姜与半夏必用，这是药证对应。药房多不备生姜，故以干姜代之。半夏，我习惯用姜半夏，对于呕吐，更宜用姜半夏，而不宜用法半夏或清半夏。

患者为男性，身高 177cm，体重 61kg，瘦人也，四逆散体质。刷牙时干呕，食后干呕，咽中有痰，半夏证也，故与四逆散合半夏厚朴汤，加白及的目的是为了保护胃黏膜。一诊有效，但对痰没有起到明显的效果，是因为半夏量小，故二诊时重用半夏，药证相对，故能取效。

【其他】

生姜晒干即为干姜，所以，二者的药理作用应该差不多。不过，药房一般不备生姜而有干姜，所以，临床处方时，遇到要求代煎的患者，需要生姜时，多以干姜代之，剂量往往是生姜量的2/3。

笔者用干姜的量一般为 5～30g。

20. 吴茱萸

——顽固性头痛之专药

【来源】

吴茱萸首载于《本经》，其曰："主温中，下气，止痛，咳逆寒热，除湿血痹，逐风邪，开腠理。"其为芸香科植物吴茱萸、石虎或疏毛吴茱萸的干燥近成熟果实，以果实饱满、身干、香气浓郁者为佳。吴茱萸生用有小毒，故多制用，吴茱萸用甘草水浸泡后，经炒制晒干，能降低毒性，缓和燥性，药房中多为制吴茱萸。

【传统表述】

吴茱萸辛苦性热，有小毒，归肝、脾、胃经。它具有散寒止痛、降逆止呕、燥湿止泻之功。主要用于：①寒凝疼痛，如顽固性头痛，配伍人参、生姜等，如吴茱萸汤；下焦虚寒、瘀血阻滞之痛经，配伍桂枝、当归等，如温经汤。②胃寒呕吐，配伍生姜、人参等，如吴茱萸汤；配伍黄连而成左金丸可以治疗肝郁化火之胃热呕吐。③脾肾阳虚之五更泻，配伍补骨脂、五味子等，如四神丸。

【药理分析】

吴茱萸主含吴茱萸生物碱，能扩张外周血管，而且具有较强的止痛作用。

1. 扩张头部血管，改善血液循环，治疗顽固性头痛

《本经》记载吴茱萸能"止痛"，但用于哪个部位的疼痛，《本经》却没有提。《伤寒论》第 378 条之吴茱萸汤主治"干呕，吐涎沫，头痛者"，才明确吴茱萸的作用部位。至明代李时珍《本草纲目》中载吴茱萸治"厥阴痰涎头痛"，与《伤寒论》的主治一致。

临床所见，患者出现剧烈头痛时，往往伴有恶心、呕吐或吐涎沫，这就是《伤寒论》所提到的"干呕，吐涎沫，头痛者"。这种头痛大多属于顽固性偏头痛，是临床最常见的原发性头痛类型。临床以发作性中重度、搏动样头痛为主要表现，头痛多为偏侧，一般持续 4～72 小时，可伴有恶心、呕吐，光、声刺激或日常活动均可加重头痛，安静环境、休息可缓解头痛。这种头痛不是一般药物所能缓解或治疗的，必须重用吴茱萸一升（相当于50g）以达镇痛之功。那么，吴茱萸的作用机理是什么呢？

药理研究发现，吴茱萸所含的吴茱萸碱等生物碱，具有强烈的止痛作用，而且能够扩张头部的血管，缓解偏头痛所引起的局部肌肉痉挛。

更有意思的是，临床上屡见报道，用吴茱萸汤治疗高血压病有效，说明吴茱萸汤具有降血压作用。那么，吴茱萸汤适用于何种类型的高血压？从吴茱萸的药性来讲，所治的高血压病当属于寒证，患者面色青白，手足寒冷，脉细弦，或伴有脘腹冷痛，或有慢性腹泻等，其舌苔必定为白滑，所治高血压当为缺血性的，

因吴茱萸能够扩张血管；而充血性的高血压病表现为面红目赤，性格急躁易怒，苔黄，脉弦滑有力者，这是三黄泻心汤、黄连解毒汤等方剂的适应证，一定不能使用吴茱萸汤。

结合药理研究，吴茱萸汤能够治疗寒性的高血压病。

寒性收引，能够引起脑血管痉挛，从而导致脑部血液供应不足，而反射性引起血压升高。吴茱萸性温，而且所含生物碱能够扩张头部的血管，保证头部及大脑的血液供应，故能够降低血压。所以，在应用吴茱萸汤治疗高血压病时，一定要注意辨证。

2. 兴奋下丘脑—垂体—卵巢轴，提高雌激素水平

吴茱萸是温经汤重要组成之一，用量达三两之多，其方后注云"亦主妇人少腹寒，久不受胎"，至少说明两个问题，一是"少腹寒"，即少腹部寒冷，平时不纳凉，或月经期少腹部冷痛明显，或平时就有慢性腹泻，这是"少腹寒"的表现；二是"久不受胎"，说明患者不孕已经多年。多年不孕，加上古代妇女没有家庭与社会地位，古代的生产力水平低下，生活水平自不必说，吃不饱，穿不暖，这样的妇女早早变成了黄脸婆。其人面黄肌瘦，黄褐斑满脸，唇口干燥，皮肤粗糙，头发枯槁，手指毛刺很多，月经量少甚至已无，这其中的原因是什么呢？按照现代医学的观点分析，为雌激素水平低下。

而南京中医药大学黄煌教授称温经汤为天然的雌激素，这样的妇女在服用了温经汤之后，身体悄悄发生了变化：面色渐渐红润，口唇圆润而饱满，皮肤变得细腻而富有弹性，头发乌黑亮泽，说明患者的雌激素水平在逐渐升高。

因温经汤中无特殊药物能够对卵巢产生刺激，所以笔者大胆推测只有吴茱萸能够兴奋下丘脑—垂体—卵巢轴，改善少腹部的血液循环，促进卵巢分泌雌激素，进一步改善子宫的血液循环，

促进月经的产生。

当然，因吴茱萸能够改善少腹部的血液循环，而且能够止痛，所以，临床上可用温经汤治疗月经剧痛。

3. 促进周身血液循环

《伤寒论》第 352 条是"若其人内有久寒者，宜当归四逆加吴茱萸生姜汤主之。"寒即寒冷、手足关节发冷的意思，也具有疼痛的性质。"久寒"说明病程较久，这是其表面含义。蕴藏的含义是这种寒冷、这种手足关节发冷，不是桂枝、细辛等药物所能解决的，如果能解决问题的话，直接用当归四逆汤。而经过反复治疗后，发现桂枝、细辛等一般辛温止痛药不能解决，这就是"内有久寒"，所以，才想到加用吴茱萸以治疗"久寒"，方中吴茱萸必须重用，原方用二升，相当于100g。而吴茱萸在吴茱萸汤中的用量为一升，在温经汤中的用量仅为三两。

所以，这么大的用量，必然治疗顽固性疾病，即"久寒"久痛，所以，临床应用当归四逆加吴茱萸生姜汤时必须重用吴茱萸方能起效。

那么，吴茱萸为什么能够治疗"久寒"呢？

吴茱萸所含的生物碱，能够扩张外周血管，加速血液循环，为组织提供更多的血氧供应，而且大量吴茱萸碱能够产生强大的镇痛作用，不仅能够改善"久寒"，而且能够治疗久痛。

【案例讨论】

1. 吴茱萸汤合四逆散加味治疗偏头痛案

李某，女，20 岁，形体中等略胖，面色黄暗，有暗疮，并有少量新发痤疮。2012 年 4 月 13 日初诊。

右侧偏头痛 4 年余，每因生气而加重，头痛时右眼发胀，须按压右眼方觉舒适，痛甚时，发胀遍及整个头部。平素四肢发凉，七八年来，每到冬天易生冻疮，现双手暗红而肿，冻疮已愈，但从未冻脚。大便正常，无夜尿。舌苔腻，舌胖大，齿印明显，脉沉细弱。处以吴茱萸汤合四逆散加味：吴茱萸 6g，党参 30g，干姜 10g，大枣 20g，柴胡 6g，白芍 30g，枳壳 6g，青皮 10g，甘草 5g，夏枯草 10g。6 剂，煎服，每日 1 剂。

4 月 19 日二诊：头痛头胀减轻，眼部发胀减轻，汤药味苦而影响到食欲。药已中病，遂改吴茱萸为 3g，党参为 20g。继服 6 剂。

4 月 26 日反馈，头痛基本痊愈，再予上方 6 剂以善后。

按：吴茱萸汤善于治疗头痛，其痛的特点是"干呕，吐涎沫"而头痛，而笔者认为，恶心、呕吐是由于头痛剧烈而引发的。吴茱萸具有良好的止痛作用，善于治疗寒凝肝脉之疼痛，头两侧即位于肝经分布，故当用吴茱萸，这是应用吴茱萸的依据之一。吴茱萸味极苦而性燥，具有强烈的燥湿作用，《伤寒论》原文有"吐涎沫"的记录，应用吴茱萸实际上是取其燥湿之功，还有吴茱萸在四神丸中的作用实际上也是燥湿止泻。患者虽未出现大便稀溏，但其舌体胖大，边有齿印，也是水湿内停的表现之一。所以该案应用吴茱萸的作用之二便是燥湿。吴茱萸味极苦，临床上笔者的用量多在 3～5g，但治疗头痛，可用至 10g，此时须佐以大枣，以矫正其苦味。

所用处方含四逆散，其应用依据有二：一是偏头痛位置属于肝经循行部位，须用柴胡剂；二是患者四肢发凉，属于"四逆"的范畴，故选用四逆散。但患者每发冻疮，是应用当归四逆汤的依据，也许应用吴茱萸汤合当归四逆汤，其疗效会更好。

除以上两方外，还加用了青皮和夏枯草两味药。

加用青皮是吸取了别人的经验。2008 年，一学生患青光眼，给予柴胡剂不效，后于山东省中医院就诊，所予处方大多为生地、玄参等养阴之品，不能理解的是方中含青皮，遂印象极深，现临床上治疗偏头痛，多在辨证选方的基础上加用之，疗效正在观察中。

夏枯草能够清肝火，散郁结，李时珍在《本草纲目》中记载"夏枯草治目疼……楼全善云，夏枯草治目珠疼，至夜则甚者，神效，或用苦寒药点之反甚者，亦神效。"由于该案患者目胀痛，笔者取其治目痛之功。不过，需要指出的是，目前药理实验还未证实夏枯草具有止痛作用。

2. 桂枝茯苓丸合吴茱萸汤加味治疗月经剧痛案

张某，女，38 岁，身高 163cm，体重 62kg，面色黄白。2017 年 6 月 26 日以月经剧痛来而诊。

患者自述：自月经初潮时就一直痛经，本以为生孩子后能缓解，未料生完孩子后更加明显，遂去医院检查，未查明原因。2016 年 3 月，因月经剧痛而就诊，B 超示：子宫如 4 个月孕期大，诊断为子宫腺肌病。医院建议手术全切子宫，但患者畏惧而一直未做。

刻诊：每次经前剧痛，痛时多恶心，口不苦，经前乳房不胀，月经色暗，有血块，周期较准，末次月经时间 6 月 20 日，月经量可，胃脘压痛明显，大便偏干，舌苔中后部黄腻，脉可。

处以桂枝茯苓丸合吴茱萸汤加味：桂枝 12g，茯苓 12g，牡丹皮 12g，桃仁 12g，生白芍 30g，制吴茱萸 10g，大枣 15g，党参 15g，干姜 10g，黄芩 10g，黄连 3g，生山楂 20g，当归 20g，醋延胡索 30g。6 剂，颗粒剂，每日 1 剂，经前 6 天服用，分 2 次饭后冲服。

7月28日反馈，服药后疼痛明显减轻，嘱继续服药以求根治，上方继服6剂。

9月4日患者反馈，痛经虽明显好转，但仍未根治，患者自以为不再影响其正常生活，所以主动放弃治疗。

按：一旦查明子宫腺肌病，手术全切子宫是西医的常规治疗，但该患者因畏惧手术而始终未做，又未能很好地进行治疗，故导致子宫如孕4个月大，这是西医的检查结果。

而中医如何辨证呢？首先，患者的月经周期尚准，而月经色暗，有血块，瘀血证也，必须活血化瘀，大便偏干，故符合桂枝茯苓丸证。又因患者月经剧痛，痛时恶心，故与吴茱萸汤，因吴茱萸汤在《伤寒论》中主治"干呕，吐涎沫，头痛者"，又因当归四逆加吴茱萸生姜汤主治"其人内有久寒"，顽固性疼痛多用吴茱萸。因患者胃脘部压痛明显，舌苔中后部黄腻，说明有热象，故配伍黄芩、黄连。另加生山楂、当归、醋延胡索以止痛。

【其他】

吴茱萸辛苦性热，有小毒，但这种毒性不足以对人体产生明显的危害，而且吴茱萸一般入药前进行炮制，即用甘草水浸泡再炒干，毒性进一步减轻。

现行教材用吴茱萸用量较为严格，煎剂一般为2~5g。而笔者在临床上用量较大，在治疗顽固性头痛时，多用至15g，头痛剧烈者，甚至用至30g。

所以，笔者建议在治疗顽固性疼痛如头痛、痛经等疾病时，可适当加大吴茱萸的使用剂量。

21. 枳实

——橙皮苷对胃肠道的调节作用

【来源】

枳实首载于《本经》，其曰："主大风在皮肤中，如麻豆苦痒，除寒热结，止利，长肌肉，利五脏，益气轻身。"芸香科植物酸橙或甜橙的幼果为枳实，近成熟果实为枳壳，这是现代药典对二者入药部位的认识。但二者在晋代及以前统称为枳实："六朝以前医方，惟有枳实，无枳壳，故本草亦只有枳实，后人用枳之小嫩者惟枳实，大者惟枳壳，主疗有所宜，遂别出枳壳一条……古人言枳实者，便是枳壳"（《梦溪笔谈》）。

【传统表述】

枳实，味苦、辛、酸，性温，归脾、胃、大肠经。它能够破气除痞、化痰消积。主要用于：①胃肠积滞之热结便秘，配伍厚朴、大黄等，如大承气汤；②湿热泻痢之里急后重，多与黄芩、黄连配伍，如《内外伤辨惑论》之枳实导滞丸；③痰阻气滞之胸痹，多与薤白、桂枝同用，如枳实薤白桂枝汤；④痰热结胸，配伍黄连、瓜蒌等，如小陷胸加枳实汤。

【药理分析】

1. 对胃肠的调节作用

枳实对胃肠道的作用主要表现为理气消胀，它能够促进胃肠道的蠕动，从而消除消化道的积气。枳实的这种作用，在《名医别录》中记载明确"消胀满"，《珍珠囊》用之"去胃中湿热"，《医学启源》谓之"消宿食"。

实验研究结果显示，枳实对胃肠平滑肌有双重作用，即兴奋与抑制，可能与机体的机能状态、药物不同成分和动物种属不同有关。

首先，我们应该看到，中医所研究的人，是病人，而不是健康状态下的人。所以，研究枳实的用药规律，就应该研究病态下人的使用枳实情况。如大承气汤主治"腹满痛"与"腹胀、不大便"，厚朴三物汤主治"痛而闭"，厚朴大黄汤主治"支饮腹满"，栀子厚朴汤主治"伤寒下后，心烦，腹满，卧起不安者"。虽然以上诸方都包含了枳实、厚朴，至少可以说明，枳实与厚朴配伍对消化道的积气具有消除作用。

以上诸方所治的病证都是实证，都是胃肠道功能亢进所致，枳实之所以能够治疗上述实证，就在于枳实对胃肠道功能具有抑制作用，这是其消除消化道积气的机理之一。

其次，枳实也可用于虚证，对胃肠道发挥兴奋作用，从而消除胃轻瘫状态下的消化道积气。如《金匮要略》之枳术汤主治"心下坚，大如盘，边如旋盘，水饮所作"，方由枳实七枚、白术二两组成，主治脾虚气滞、水停心下之胃脘痞满。近人用补中益气汤加枳实治疗胃肠动力降低所致的胃下垂，也属于虚证的范畴。

胆囊也属于消化道的一部分，故枳实对促进胆道平滑肌的蠕动也具有一定作用。如大柴胡汤是治疗少阳阳明合病之胆囊炎的有效方，方中配伍了枳实、芍药，枳实能够促进胆道平滑肌的收缩，而芍药能够缓解其痉挛，二者配伍，一松一弛，对于恢复胆道平滑肌的正常功能意义重大。药理研究已经证实，枳实能使胆囊收缩，增加奥迪括约肌的张力。

2. 对气管的作用

枳实对气管的作用，无非就是祛痰与消除胸闷。《名医别录》载枳实能够"消胸胁痰癖"，注重的是痰，说明本品具有祛痰作用，《药性论》谓之"主上气喘咳"，可以引申为治疗胸闷，《医学启源》用本品"化心胸痰"，明确指出枳实能够祛痰，通过化"心胸"之痰而有理气、消除胸闷之作用。

推测其机理，笔者认为，因为枳实含大量的挥发油，这些挥发油进入机体后，对胃肠道的黏膜具有刺激作用，从而反射性地引起气管、支气管黏膜的分泌，使痰液稀释而容易咯出，也就是表现为祛痰作用。如《金匮要略》之排脓散，由枳实、芍药、桔梗三药组成，不仅桔梗具有排黏痰作用，枳实也具有类似的祛痰作用。

由于黏痰对气体交换的阻滞作用，像一层厚厚的保护膜，使得吸入的气体与肺循环所排出的气体不能进行有效的交换，患者从而出现胸闷的症状。所以，归根结底，胸闷是由于黏痰阻滞所致，黏痰一祛，而胸闷自除。

四逆散能够治疗"其人或咳"，除了芍药能够缓解气管、支气管平滑肌的痉挛外，枳实对黏痰及异物的清除作用也不能忽视。

【案例讨论】

1. 补中益气汤加枳实治疗便秘案

王某，女，21 岁，形体偏胖，圆脸面白，2011 年 4 月 26 日初诊。

自高中开始便秘，多方治疗不效。常服三黄片以解除排便之苦。高中时泡服过三年的大黄，也服过果导片。前医处方：①大黄10g，厚朴6g，枳壳10g，陈皮10g，茯苓15g，泽泻10g，桂枝6g，炙甘草10g。②大黄10g，厚朴10g，枳实6g，陈皮15g，泽泻10g，半夏10g，苍术15g，黄柏6g，炙甘草6g，香附15g，知母10g。以上两个处方疗效均不满意。刻诊：现每天均能排便，但每次都很少，大便或干或不干，但排便困难，夜尿1次。自述爱上火，时有耳痛，口周易起泡，易起痤疮，冬天畏寒明显，口渴明显，苔薄少，有齿痕，脉沉弱。

处以补中益气汤加枳实：党参10g，白术20g，甘草10g，黄芪20g，升麻6g，柴胡3g，当归10g，陈皮10g，枳实10g。5剂，煎服，每日1剂。

服5剂药后排便情况明显好转，原方继服10剂，愈。

按：便秘是多种原因造成的大便次数减少或大便难解不畅，大便不畅快包括粪便干燥排出不畅和粪便不干亦难排出两种情况。正常人的排便习惯差别很大，这与个体差异、生活习惯尤其是与饮食习惯有关。一般情况下，饭量稍大的正常人每天排便1~2次，饭量稍小的人则每2~3天排便1次（只要无排便困难及其他不适均属正常），但大多数人（约占60%以上）为每天排便1次。

属于大便干结难下的患者，这种情况不仅容易辨清，而且往往具有良好的治疗效果。大黄、番泻叶、芦荟等都是特效药，这是由大部分医生的惯性思维所决定的，思维定式认定便秘一定便干，所以目前市场上的通便药大部分含有以上药物。

然而，对于大便不干却难以解下者，大黄、番泻叶、芦荟等却不对症，这种情况大部分属于气虚或阳虚，对于年轻女性出现的这种便秘，气虚所致者绝不在少数。而且这种情况下，只要用上大黄、番泻叶等，就能起到治疗效果，但如果不服药，则便秘依旧或更重，久之则损伤脾阳而使病情加重。

所以，临床上，笔者治疗便秘时，首先问清大便是否干结，大便干结者，属热，易治；大便不干而排出不畅者，属虚，难治，以健脾为主，久服方效。根据情况，笔者常用参苓白术散或补中益气汤，再酌加理气之品。理气药中，枳实最常用，有时也用枳壳，此二药均具有促进胃肠道平滑肌蠕动的功能。

本例患者大便或干或不干，但排出困难，属于中气不足，故与补中益气汤加枳实，服 15 剂即治愈，疗效迅速。我曾见过一例脾虚便秘的患者，服用一个半月的中药，才见效，可见脾虚便秘还是比较难治的。

2. 四逆散加味治疗咳嗽案

李某，女，68 岁，面色黄白，脸圆体胖，身高 160cm，体重 65kg。2016 年 5 月 9 日因咳嗽 1 周余而来诊。

1 周前，因经济纠纷与其女儿大吵一架而顿生咳嗽。1 周来，咳嗽夜间加重，常因咳嗽而夜不能寐，每咳必起因于咽痒，咳嗽则持续 1 个多小时，每晚能发作 2－3 次，夜间最多能睡三四个小时，白天咳嗽较轻，无痰。曾服复方甘草片，无效。伴四肢常冷，口苦，但不干，咽不痛不红，纳可，大便正常，小便常因咳嗽而憋不住，常常尿湿内裤。舌正常，脉沉缓无力。交流期间，患者大骂其女。根据情况，笔者告之，服 5 剂药基本能治好。

遂处以四逆散加味：柴胡 20g，白芍 20g，甘草 20g，枳壳 20g，全蝎 10g，蜈蚣 2 条，细辛 5g，五味子 5g，紫菀 15g，款冬花 15g。5 剂，机器煎服。

5 月 16 日再诊：言服药 1 剂当夜即能安卧，5 剂药后，咳嗽基本痊愈。欲巩固疗效再次来诊。经询之，小便已基本正常。再予3剂，分6天服完，言服药愈后不必再来诊。

按：因患者与其女吵架而得病，属肝郁气滞。并伴有四肢冷、口苦，但咽不痛不红，属于少阳病之四逆证，故给予四逆散。《本经》言细辛"主咳逆"，言五味子"主咳逆上气"，《本经》用紫菀、款冬花治"咳逆上气"，故在四逆散的基础上加细辛、五味子、紫菀、款冬花。考虑到患者干咳无痰，每因咽痒而咳，且咳嗽剧烈，属于风邪所致，故加全蝎、蜈蚣，达祛风止痉以镇咳之功。诸药合用，能够和解少阳，祛风镇咳。

在此想探讨一下全蝎与蜈蚣的作用。全蝎与蜈蚣均能祛风止痉，用于肝风内动之痉挛抽搐、角弓反张，也可用于风中经络之口眼喎斜。从所治具体病证来看，不管是肌肉本身的原因，还是神经支配的问题，均为肌肉紧张所致。也就是说全蝎与蜈蚣均能缓解平滑肌痉挛。气管的平滑肌痉挛则出现咳嗽，腓肠肌痉挛则出现抽筋。

这在以前的文献中均有论述，如陈氏介绍全蝎的应用：治疗百日咳，取全蝎解痉之作用，在对证的方剂里加入全蝎，有较好的止咳效果。治疗腓肠肌痉挛（俗称抽筋），全蝎1只，烘干，研成极细面；鸡蛋1个，去少量蛋清。将全蝎粉装入鸡蛋内，用纸将口糊好，烧熟后食之。此方不但效果好，且药费少，确实是临床难得的一方。①

但是，全蝎也具有促进平滑肌收缩之功，如促进子宫平滑肌收缩以治子宫脱垂、促进直肠平滑肌收缩以治脱肛等。刘氏介绍：有一章丘老者患口眼喎斜5天，求诊于叶执中老师，叶老师给牵正散加天麻、全蝎各9g研末冲服。先后共服药9剂，不但口

---

① 郭成林. 陈玉峰教授用药经验举隅. 吉林中医药, 1987（1）: 4。

眼㖞斜治愈，而且患了一年半的脱肛病也治好了。联想牵正散送服全蝎粉，治愈了口眼㖞斜并脱肛。上下之疾，疗效如此之捷，因不解其意，请教叶老师。叶老云："功在全蝎，全蝎既有祛风止痉通络之效，又有缓上紧下之力。"此言简意赅，实为经验之谈。嗣后，余在临床中凡遇到上紧下缓之疾，皆加入缓上紧下之全蝎，常获满意之疗效。[①]

可见，全蝎对平滑肌的作用绝不是简单的缓解其痉挛，而是对平滑肌具有双向调节作用，即痉挛者能够止痉，松弛者能够收缩。

再谈一下蜈蚣的功效。蜈蚣治疗破伤风、癫痫、头痛、百日咳等，均是取其缓解平滑肌痉挛之功。缓解全身的平滑肌、骨骼肌肌肉痉挛，能够治疗破伤风；缓解颅内平滑肌的痉挛，能够治疗癫痫及头痛；缓解支气管平滑肌痉挛，能够治疗百日咳。

但蜈蚣治疗阳痿也屡有报道，素有"兴阳益痿之圣药"之称。仔细分析其机理，不过是兴奋阴茎海绵体、使其动脉血流增多所致。

所以，蜈蚣对平滑肌的作用也是双向调节作用，而不是简单的缓解平滑肌痉挛。

对于该病例，笔者断然选用了全蝎与蜈蚣，不仅能够缓解气管、支气管平滑肌的痉挛而止咳，而且能够兴奋尿道（包括膀胱）括约肌使其能够固摄小便。这是笔者使用全蝎、蜈蚣的原因。但究竟是全蝎发挥了主要作用，还是蜈蚣发挥了主要作用，还是二者均有作用，需要进一步临床观察。

---

① 刘士正. 缓下紧下话全蝎. 山东中医杂志, 1987（5）: 45

【其他】

枳实与枳壳，至宋代《梦溪笔谈》才开始将二者区分。现代药理研究也没将二者区分开。所以，现代的经方学者常常将二者混用，也不是没有道理的。

至于枳实的用量，5～30g 不等。若见腹胀甚者，则重用之；而脘腹痞满不甚者，可轻用之。

22. 桃仁

——成分不明的活血药

【来源】

桃仁首载于《本经》，其曰："主瘀血，血闭癥瘕邪气，杀小虫。"其为蔷薇科植物桃或山桃的成熟种子，一般生用。以颗粒饱满、均匀、完整者为佳。《伤寒论》有桃核承气汤，由桃仁五十个（去皮尖）、大黄四两、桂枝二两（去皮）、甘草二两（炙）、芒硝二两组成。可见《伤寒论》中的桃核即桃仁是也。

【传统表述】

桃仁，味苦、甘，性平，归心、肝、大肠经。它能够活血化瘀、润肠通便、止咳平喘。常用于：①瘀血之痛经，配伍桂枝、大黄等，如桃核承气汤；或配伍桂枝、牡丹皮等，如桂枝茯苓丸。②跌打损伤之瘀滞肿痛，配伍当归、红花等，如复元活血汤。③肠燥便秘，配伍火麻仁、瓜蒌仁等。④瘀血所致之喘咳，配伍柴胡、桂枝等，如大柴胡汤合桂枝茯苓丸。

【药理分析】

1. 活血作用

《本经》首载桃仁能够"主瘀血，血闭癥瘕邪气"。"主瘀血"被放在了第一个作用，而且对桃仁其他作用的描述寥寥无几，可见，桃仁在《本经》中是作为活血药物来使用的。

《名医别录》载之能"破癥瘕，通月水"，李东垣谓之"行皮肤凝滞之血"，《本草纲目》谓之"主血滞"，都说明桃仁具有较强的活血化瘀作用。

张仲景是用桃仁的高手，桃核承气汤原治"少腹急结""其人如狂"，现临床上更多用于瘀血痛经；桂枝茯苓丸原治"为癥痼害"，现临床更多用于瘀血所致的子宫肌瘤，当然，只要辨证准确，痛经、崩漏、痤疮等都可以选用。此外，抵当汤、抵当丸等都是活血作用非常强的有效名方。

特别是近代，创制活血化瘀作用的有效名方如《医宗金鉴》之桃红四物汤、《傅青主女科》之生化汤、《医林改错》之血府逐瘀汤等都含桃仁，说明近代以来人们对活血化瘀作用的重视，也说明人们对血瘀所致疾病的认识程度有了进一步加深。

黄煌老师在《张仲景50味药证》中指出：桃仁主治肌肤甲错者。所谓肌肤甲错，指皮肤干燥、粗糙、脱屑如有鳞甲，或增厚、色素沉着。肌肤甲错者，大多形体羸瘦、面色黯黑，尤其是两目眶发黑发青，鼻翼部血管扩张、口唇多黯紫，舌质黯红坚老，并且多伴情绪不安定或狂乱、小腹疼痛、月经不调、大便干结等。

虽然古籍对桃仁的活血作用有大量记载，现代对桃仁的活血化瘀作用也应用广泛，但其活血的成分则至今不甚明了。有研究报道，从桃仁中分离的三油酸甘油酯具有抗凝血活性，然而更多的研究则针对桃仁所含的苦杏仁苷，而苦杏仁苷却没有活血作用。

2. 止咳作用

桃仁的止咳作用在《本经》中未有记录，但《名医别录》用之"止咳逆上气"，即止咳平喘，此后的本草古籍鲜有记载，而《医学入门》言本品"主上气咳嗽，喘急"。直到近代经方大师胡希恕先生用大柴胡汤合桂枝茯苓丸治疗瘀血所致的喘咳，桃仁的止咳平喘作用才引起人们的广泛关注。

笔者认为，桃仁治疗咳喘的机理有二：一是所含苦杏仁苷在下消化道分解后产生少量的氢氰酸，能够抑制咳嗽中枢而起镇咳平喘作用；二是桃仁所含的活血成分，能够改善肺部的血液循环，促进了血氧交换，改善了肺的通气与换气功能，使呼吸变得顺畅，从而发挥平喘作用。

至于桃仁的润肠通便之功，在此不赘述。

【案例讨论】

1. 桂枝茯苓丸治疗口腔溃疡案

黄某，女，56岁，精神面貌好，脸圆面白，身材匀称。

2014年7月30日电话咨询，近半月来睡眠不佳，以往睡觉一宿到天亮，不做梦。半月前开始多梦，半夜易醒，再次入睡困难。

其人年轻时，在新疆生活过一段时间，进入沿海地区大约有20多年了，其口唇依然明显青紫，证属瘀血。其人诉说心脏不好，做心电图证实心肌缺血，根据这些，笔者建议服血府逐瘀丸，服用两周试试。结果，一周痊愈，再吃巩固。

2014年9月15日，偶遇又向我咨询，最近两个月以来，口腔溃疡一直未愈，服用好多维生素，没有效果。前往医院就诊，医生建议做个小手术，被其拒绝。向我咨询有何良方。我查看一下她的口腔溃疡，在口腔下部，几乎在正间，有一道深深的裂纹。同时也注意到她的口唇依然青紫。瘀血证也，建议先服用两周桂枝茯苓丸观察效果，如果有效，继续服用。

两周后相遇，得知有效，继续服用中。

2015 年 1 月 10 日，再次相遇，问及口腔溃疡，已愈多时。述服了一个半月的桂枝茯苓丸，中间也曾服一段时间的血府逐瘀丸，现已痊愈。同时我也注意到，她的口唇明显变得红润，而不是先前的那种青紫色了。

我得感谢她对我的信任，在社会节奏如此快的今天，能够坚持服用一个半月的桂枝茯苓丸也属不易。

2. 四逆散合桂枝茯苓丸治疗月经淋漓不净案

李某，女，22 岁，身高 162cm，体重 46kg。2017 年 9 月 26 日以月经淋漓不净为主诉而就诊。

患者自述：高二时查出有多囊卵巢综合征，至今已有四年。患者初中起月经就一直不正常，住校期间来月经也会用凉水洗脚，来月经照样吃雪糕，而且一吃好几块，但是没有痛经。月经一直不正常，经常提前，或者一来持续几个星期甚或一个月。为了治月经不调，吃过中药，因为无效遂没再坚持吃药。初三暑假有次痛经严重，差点晕厥，输液治疗无效。高一寒假两个月未行经，没在意，以后月经又至。到了高二，其接连三个月月经未至，去医院检查，确诊为多囊卵巢综合征，这才开始吃药治疗。吃过中药，但疗效不佳。改吃西药英达 35，一吃就来，不吃就不来。到了大学，未再服用英达 35，月经时来时不来，经量时多时少。

8 月 26 日月经至，至今未走，月经淋漓已 1 月余，量少，色暗淡，小腹不疼，白带量多发黄，但不痒。心情容易抑郁，忽冷忽热，经常出汗，晨起口苦明显，唇口干燥，眼睛干涩，眠可，纳佳，经常性胃痛，小便黄，大便可，苔腻偏黄，舌底轻度静脉曲张。

处以四逆散合桂枝茯苓丸：柴胡 10g，炒白芍 10g，枳壳 10g，生甘草 10g，桃仁 20g，桂枝 12g，茯苓 12g，赤芍 12g，牡丹皮 12g。7 剂，颗粒剂，饭后半小时分 2 次冲服。忌辛辣、生冷。

10 月 6 日，患者反馈，药还没吃完，月经已净。嘱将余药服完。

按：桂枝茯苓丸来自《金匮要略》，主治癥病，多见于子宫肌瘤等腹腔内的结块，特别是对于子宫肌瘤而见有流血不止者，桂枝茯苓丸不仅能够活血消癥，而且能够活血以止血。

子宫内的上皮脱落不全，西医的治疗方法是刮宫，而中医用桂枝茯苓丸，即相当于西医的刮宫术。

患者虽然患有多囊卵巢综合征，但患者目前的主要问题是月经淋漓不断已达月余，经色暗淡，这是使用桂枝茯苓丸的主要依据。

患者忽冷忽热，这是"寒热往来"的典型表现，加上患者晨起口苦明显，必用柴胡剂。患者心情容易抑郁，故四逆散是首选。

【其他】

桃仁的用量，3～30g 不等，主要根据患者血瘀的程度以及大便干稀来酌定用量，血瘀程度重者，可重用。而血瘀程度虽然较重，但患者平素大便偏稀者，桃仁的用量则不宜过大，因其有润肠通便之功也。

23. 半夏

——化痰、止呕、安神之要药

【来源】

半夏首载于《本经》，其曰："主伤寒寒热，心下坚，下气，喉咽肿痛，头眩，胸胀，咳逆，肠鸣，止汗。"其为天南星科植物半夏的块茎，俗称旱半夏，以质地坚实、色白、粉性足者为佳。生品多供外用，能够散结消肿，内服时一般用炮制品，炮制品规格较多。用生姜、白矾炮制，名姜半夏，长于降逆止呕；用甘草、石灰水炮制，名法半夏，长于燥湿健脾；用8%白矾溶液炮制，名清半夏，长于燥湿化痰；用法半夏与赤小豆、苦杏仁、鲜辣蓼、鲜苍耳草及面粉经加工发酵而成，名半夏曲，长于化痰消食。笔者最常用姜半夏，既能止呕，又能化痰。

不少药店以水半夏混充半夏，价格虽然低廉，但疗效差，不可当作半夏的代用品。

【传统表述】

半夏辛苦而性温，归脾、胃、肺经。它能够燥湿化痰、降逆止呕、消痞散结。主要用于：①湿痰证、寒痰证，症见咳嗽、咯吐稀白痰等，常与陈皮、茯苓等同用，如二陈汤，亦可与桂枝、细辛等同用，如小青龙汤；如果配伍黄芩、石膏等，亦可用于热痰。②半夏为止呕要药，可用于各种呕吐如胃寒、胃热、胃虚等，胃寒呕吐，配伍干姜；胃热呕吐，配伍黄连；胃虚呕吐，可配伍人参。③用于结胸、梅核气、心下痞满等。如治疗痰热互结之小结胸证，配伍黄连、瓜蒌，如小陷胸汤；治疗痰气交阻之梅核气，配伍厚朴、生姜等，如半夏厚朴汤；治疗寒热互热之心下痞满，配伍干姜、黄连等，如半夏泻心汤。

此外，生半夏还可以外用，治疗无名肿块。

【药理分析】

1. 化痰

半夏的化痰作用在《本经》中记载并不明确，因"咳逆"与咳痰有一定的关系，但并未明确指出半夏能够化痰。《名医别录》载之能够"消心腹胸膈痰热满结，咳逆上气"，唐代《药性论》载之"能消痰涎……去胸中痰满……气虚而有痰气，加而用之"，后世本草对于半夏的化痰作用多有记载，如《珍珠囊》《医学启源》《本草蒙筌》等，而《本经逢原》对半夏的作用尤为重视："半夏同苍术、茯苓治湿痰，同瓜蒌、黄芩治热痰，同南星、前胡治风痰，同芥子、姜汁治寒痰。惟燥痰宜瓜蒌、贝母，非半夏所能治也。"

半夏的化痰作用不仅为古今本草所记载，而且早已被临床证实。对于咯痰质地清稀而易于咯出者，临床上属于湿痰或寒痰，服用半夏制剂后，患者的痰量明显减少，乃至不再咯痰，说明半夏具有确切的化痰作用。临床常用方如半夏厚朴汤、二陈汤、温胆汤等在化痰方面具有显著的临床疗效。

然而，半夏的化痰功效尚未被现代药理证实，笔者推测，这可能与现代的技术手段有关。

但是，不能证实的技术或功效，就不能指导临床吗？恰恰相反，药物的功效应该来源于临床，来源于疗效，而不应该来源于实验室。

此外，《伤寒论》第 149 条用半夏泻心汤主治"但满而不痛者，此为痞，柴胡不中与之"，甘草泻心汤、生姜泻心汤、旋覆代赭汤等均含半夏，其主治症之一都有心下痞，所以，现行教材大多认为半夏能够消痞。

从其作用机理来分析，半夏消痞作用与其化痰作用机理无二，半夏所化之痰为寒痰、湿痰，其特征为质地清稀，其本质为气管与支气管的分泌物增多，而半夏能够抑制气管与支气管的分泌。半夏不仅能够抑制气管与支气管分泌物增多，研究还发现半夏有显著的抑制胃液分泌作用，实际上就整个消化道而言，半夏均有抑制其消化腺分泌的作用。比如通过抑制胃液分泌，减轻了上消化道积气，而表现为消痞作用；患者口服半夏制剂后，会感到口干舌燥，这是其抑制唾液分泌的表现。

还有，根据笔者多年的临床经验，半夏泻心汤的适应证除心下痞满外，一定要看舌，舌苔腻或微腻或微黄而腻者，是半夏泻心汤的不二选择。因为，其舌苔腻，从中医方面来讲，说明有湿，而半夏能够燥湿化痰；从药理方面来讲，舌苔腻说明唾液分泌增多，其胃液的分泌必然旺盛，而半夏能够抑制消化腺的分泌。

但须要说明一点，半夏化痰作用的有效分成至今尚未明确。

2. 止呕

半夏的止呕作用，《本经》尚未提及，《名医别录》始载之主"时气呕逆"，在《伤寒论》及《金匮要略》应用广泛。如小柴胡汤主治"心烦喜呕"以及"呕而发热者"，用大柴胡汤主治

"呕不止，心下急，郁郁微烦"，以上两方均含半夏。半夏干姜散主治"干呕，吐逆，吐涎沫"，大半夏汤主治"胃反呕吐"，半夏泻心汤主治"呕而肠鸣，心下痞者"，黄芩加半夏生姜汤主治"干呕而利"。其中，半夏组方的最简方为小半夏汤，由半夏一升、生姜半斤组成，主治"诸呕吐，谷不得入"，说明小半夏汤可以治疗各种各样的呕吐。

此后，历代本草均载半夏具有止呕作用，如《药性论》明确提出半夏"止呕吐"，《日华子本草》谓之"治吐食反胃"，《本草蒙筌》用之"除呕恶"，《本草从新》则谓之"止烦呕"。

以上文献均说明半夏具有明显的止呕作用。

半夏具有强大的止呕作用，原因在于它既有中枢性止吐作用，也具有周围性止吐作用。其止呕的有效成分作用于大脑的极后区，抑制催吐化学感受器而产生止呕作用，属于中枢性止吐药，这是其作用机理之一。机理之二，半夏不仅能够抑制唾液腺的分泌，而且能够抑制消化腺的分泌，类似于 M 受体阻断药，相当于阿托品，属于周围性止吐药。

据有关报道，半夏止呕作用可能与所含的生物碱有关。

既然半夏具有周围性止吐作用，通过抑制消化腺的分泌而起作用，那么这种推理与中医理论不谋而合，因为半夏能够燥湿，使消化道的水分减少，能够使腻或薄黄而腻的舌苔变润，更能够使胃脘部的痞满消失。

因生姜被称之为"呕家圣药"，所以用半夏止呕，大多与生姜配伍，即小半夏汤，二者配伍后，不仅能够增强止呕的疗效，而且生姜能够制约半夏的毒性。经方中经常见到小半夏汤的身影，如小柴胡汤、大柴胡汤、旋覆代赭汤、生姜泻心汤、黄芩加半夏生姜汤、小半夏加茯苓汤等，当然这些经方的适应证都有呕吐，这是使用小半夏汤的关键。

3. 安神

半夏的安神作用在古代本草学专著中未见记载，但药理研究发现，半夏具有镇静之功，大剂量应用时，能够化痰安神，这种作用早在《内经》中即有应用，如半夏秫米汤，可用于胃不和而卧不安者。"怪病皆因痰作祟"，对于体胖痰多、失眠易惊而多梦（尤其是噩梦）者，从痰论治，多有良效，与枳壳、陈皮、竹茹等用，如温胆汤，主治"触事易惊，或梦寐不祥"，这也是治疗抑郁症而体胖痰多者的良方。

药理虽然发现半夏具有镇静之功，但镇静的有效成分是什么，却未见报道。临床发现，半夏具有疗效非凡的安神功效，笔者使用半夏安神，基本上注重两点，一是体胖失眠者，虽然患者不吐痰，但痰湿体质明显，因为中医理论认为，肥人多痰湿；二是对于形体中等而失眠者，虽然不胖，但必定吐痰或咽喉有异物感，这也属于痰湿体质，重用半夏必效。笔者的常用量为 30 ~ 60g。

总之，半夏的药理作用十分突出，但其药理成分研究得不是很明确。笔者认为，对于半夏的研究，下一步的重点是研究其药理成分与功效之间的相关性。

【案例讨论】

1. 半夏厚朴汤合四逆散治疗喉头水肿案

林某，女，64 岁，身高 158cm，体重 75kg，以喉头水肿 4 个月久治不愈于 2017 年 4 月 24 日诊。

起因于 5 个月前，患者自觉咽喉异物感，初起没太在意，然而 1 个月后逐渐加重，局部胀痛，遂去医院检查，诊断为喉头水肿。西医给予抗生素等治疗月余，未见丝毫改善，遂去济南省级医院检查，仍诊断为喉头水肿，予抗生素治疗月余，仍不效。于是，患者开始找中医诊治，吃过月余的中药，病情依然。患者担心患不治之症，整天闷闷不乐，吃饭不香，失眠，整天胡思乱想，精神疲倦，抑郁烦闷。经他人推荐来我处诊治。

刻诊：患者自觉咽喉如有异物，吐之不出，咽之不下，口苦而有火辣感，局部胀痛，舌头发麻。山东省立医院于4月5日做喉镜检查：双侧披裂充血水肿，披裂间黏膜增厚，左侧声带突见肉芽，诊断为反流性咽炎、声带突肉芽肿（左）。胃镜检查：慢性胃炎。患者口渴欲喝大量温开水、唇麻、口中发黏，略有咳嗽，吐黄白痰，胸部胀满，两胁按压疼痛，腰痛，脚后跟痛，大便略干，小便调。

疏半夏厚朴汤合四逆散：姜半夏30g，制厚朴10g，茯苓60g，干姜6g，紫苏子10g，炙甘草6g，枳实10g，柴胡10g，白芍10g，桔梗10g。7剂，颗粒剂，每日1剂，分2次饭后冲服。

5月3日二诊：其女儿代为反馈，言7剂药后，其母精神大为好转，咽喉异物感较前明显减轻，疼痛轻微，火辣感已除，大便畅快，晨起口苦仍有。上方改姜半夏为50g，另加威灵仙15g，继服7剂。

5月14日，其女儿反馈，其母诸症明显好转，已无大碍，只是舌头还有些麻。嘱其可继续吃药以绝后患，患者未再服药。

按：喉头水肿是西医病名，对应的中医处方很多，半夏厚朴汤、五苓散等都可以选用，所以，喉头水肿不能作为中医处方用药的依据。但咽喉有异物感，这是使用半夏厚朴汤的着眼点，因为半夏厚朴汤在《金匮要略》中主治"妇人咽中如有炙脔"。

那么，为什么选用四逆散呢？在与其女儿的交流中发现，患者受情绪影响非常重，一方面担心自己患不治之症，整天闷闷不乐，吃饭不香，失眠；另一方面，患者一听说笔者能治疗此病，顿时来了精神，未等中药购到，第二天清晨便去跳街舞了，精神明显好转。所以，给予四逆散以缓解压力。

2. 半夏泻心汤合四逆散治疗胃炎案

徐某，女，46岁，身高163cm，体重58kg，2017年7月1日就诊。

自述患胃病10多年，2015年5月去医院做胃镜，提示慢性胃炎，给予西药治疗，有所好转。自今年3月以来，胃脘部常隐隐作痛，饭后堵塞感明显，现吃饭多则胃胀。

刻诊：胃脘部疼痛，有明显压痛，纳食减少，大便溏薄，晨起口苦明显，月经周期较准，痛经不明显，但乳房胀痛明显，冬天四肢常冷，自述容易生闷气，舌苔薄黄而腻，脉正。

处以半夏泻心汤合四逆散：姜半夏10g，黄芩9g，黄连3g，干姜9g，大枣9g，党参15g，炙甘草10g，柴胡10g，生白芍10g，枳壳10g。10剂，每日1剂，颗粒剂，温开水饭后送服。

7月12日反馈，药后胃痛消失，压痛亦不明显，10多年胃病一药即愈，对疗效相当满意。还有，乳房胀痛已不明显。嘱继服10剂，以巩固疗效。

按：半夏泻心汤来源于《伤寒论》，其曰："但满而不痛，此为痞，柴胡不中与之，宜半夏泻心汤。"在《金匮要略》中主治"呕而肠鸣，心下痞者"。"满而不痛"与"心下痞"都属于痞满的范畴，本例患者胃脘部常隐隐作痛，故可诊断为痞满，其舌象尤为典型，薄黄而腻，正是半夏泻心汤的最佳适应证。

又因其乳房胀痛，冬天四肢常冷，自述容易生闷气，属于典型的"四逆"，符合四逆散证。故予半夏泻心汤合四逆散，方证对应，效如桴鼓。

3. 半夏泻心汤治疗饭后呕吐案

张某，女，20 岁，身高 168cm，体重 49kg。2013 年 9 月 23 日以饭后及饮水欲吐 1 个月而来诊。

1 个月来，不明原因出现饭后及饮水后干呕，有时呕吐胃内容物，初起无食欲，前几日腿肿，现已不肿。今日已吐 2 次，伴大便稀，腹部软，时泛酸，自述与情志有关，舌红，苔黄腻，脉滑数。处以半夏泻心汤：姜半夏 20g，黄芩 3g，黄连 3g，党参 15g，干姜 30g，炙甘草 10g，大枣 10g。煎服，每日 1 剂，5 剂。

服药时服后欲吐，但细询自小对药物抵触情绪较重。仅服 2 剂，病情基本痊愈。继服 3 剂以巩固疗效。

按：呕吐一症，必用生姜与半夏，这是药证。药房多不备生姜，笔者以干姜代之。查其舌苔黄腻，大便稀，腹部软（心下痞，按之软），当属痞证的范围，故与半夏泻心汤，重用半夏、干姜，大枣用量宜轻或不用。服药仅 2 剂，就有显效。服药 5 剂而愈。

4. 温胆汤加味治疗失眠噩梦案

倪某，男，20 岁，形体结实，偏瘦，身高 178cm，体重 60kg。2013 年 5 月 14 日来诊。

睡眠不佳，噩梦 1 个月。2 年多来常入睡困难，时好时坏，自述火气大，易于烦躁。纳佳，平素手汗多，口干，但不苦，易腹泻，咽部有痰，可能与其吸烟有关。腹直肌紧张，舌脉无明显异常。处以温胆汤合栀子豉汤：枳壳 15g，竹茹 15g，姜半夏 40g，陈皮 20g，茯神 30g，甘草 10g，干姜 10g，大枣 10g，栀子 15g，淡豆豉 15g。6 剂，煎服，每日 1 剂。

5 月 27 日短信反馈：疗效显著，初期甚至感觉每天睡不够，后逐渐调整现已正常，也不再那么烦躁了。

按：笔者治疗失眠一般先辨体质，肥人多用温胆汤或黄连温胆汤，瘦人多用柴胡加龙骨牡蛎汤、血府逐瘀汤，有时也会用酸枣仁汤、黄连阿胶汤、桂枝加龙骨牡蛎汤等。

温胆汤乃祛痰剂，主治"触事易惊，或梦寐不详，或异象眩惑"，即表现为噩梦多、易惊、易产生幻觉等。此外，胆小、晕车、易呕等均为温胆汤的使用指征。中医理论认为，肥人多痰湿，所以治疗体胖之人以失眠为主诉者，绝大部分情况下要使用温胆汤。不过，瘦人也有可能属于痰湿体质，比如该案患者身高178cm，体重仅60kg，然其表现为噩梦多、咽部有痰等，这是使用温胆汤的主要依据。此外，患者易于烦躁，故与栀子豉汤以除烦。

【其他】

生用半夏者极少，一般炮制后应用，其炮制品有姜半夏、清半夏、法半夏等，笔者喜用姜半夏。

半夏用于咳痰、呕吐、痞满等病证时，用量一般不大，5～15g即可。但如果想达到安神效果，非重用不可，常量为30～60g。虽然重用姜半夏至60g，至今未发现有中毒现象。

生半夏，尤其是鲜半夏，对口腔、喉头和消化道黏膜具有强烈的刺激性，可引起失音、呕吐、水泻等副作用，严重的喉头水肿可致呼吸困难，甚至窒息，但这种刺激作用可能通过煎煮而去除。

24. 桔梗

——桔梗皂苷的祛痰作用

【来源】

桔梗首载于《本经》，其曰："主胸胁痛如刀刺，腹满肠鸣幽幽，惊恐悸气。"其为桔梗科植物桔梗的干燥根，以根粗大、色白、质地坚实、味苦者为佳。生用。

【传统表述】

桔梗味辛性平，专归肺经，为肺经的引经药。前人云其能"载药上行"，具有宣肺、利咽、祛痰、排脓等功效。临床上常用于：①咳嗽痰多、胸闷不畅，无论风寒、风热、风燥咳嗽都可以配伍应用；②咽喉肿痛、失音，常与甘草同用，如桔梗汤；③肺痈吐脓，多与鱼腥草、金银花等同用。

【药理分析】

1. 刺激黏膜分泌，稀释痰液

（1）祛痰

桔梗的祛痰作用在《本经》中并未记载，至《药性论》始载之能"消积聚、痰涎"。其后，记载桔梗祛痰作用的专著并不多，《日华子本草》谓之"补虚消痰"，但至于是消热痰还是寒痰并未作进一步论述，《本草蒙筌》谓之"下痰"，而《本草纲目》并未提及桔梗能够祛痰。可见古代医家并未从根本上认识本品的祛痰作用。而现代药理能确切证实的一点，那就是桔梗具有祛痰作用。

桔梗祛痰的主要成分是桔梗皂苷，它对口腔、咽喉、胃黏膜具有直接的刺激作用，从而反射性地引起气管、支气管黏膜的分泌，具有稀释痰液的作用，所以，桔梗所祛之痰，理论上讲，应该是质地比较黏稠的痰，而非清稀的痰。

在临床上遇到咯痰的患者，首先要辨寒热，那么，如何辨别痰之属寒属热？笔者认为，颜色不是辨寒热的依据，而其质地的稀稠程度，才是辨寒热的根本。也就是说，黄痰多属热，而白黏痰也属于热。

那么，有的患者诉说晨起咯一口黄痰，而白天一整天吐白痰，该如何辨证？笔者认为，不能判定。需要进一步问诊，是难咯，还是易咯？如果易于咯出的，往往属寒；而难以咯出的，一般属热。

从桔梗的药性上来讲，虽然言其性平，但绝对平性的药物是没有的，要么平中偏温，要么平中偏凉。而现行教材把桔梗列为清热化痰药，说明桔梗平中偏凉，它能够清热化痰，适用于黏痰，也就是热痰。

桔梗治疗黏痰，最著名的方剂非《伤寒论》之桔梗汤莫属，由桔梗一两、甘草二两组成。因为桔梗汤为小方，临床上一般在辨证的基础上配伍用之，对于祛痰之作用，可谓首选。

（2）宽胸

桔梗的宽胸理气作用，主要是依靠其祛痰机理而发挥出来。

上文所述，桔梗所祛的痰为黏痰，由于其质地比较黏稠，粘在肺泡壁上，阻断了肺部气体交换，所以患者会感到胸闷不畅，这样的患者同时也存在着咯痰。

当然在疾病的早期，痰液未出之际，也可能表现为无痰咯出，但千万不要认为此时患者没有痰。相反，可能是患者体内的痰壅聚于肺，而无法咯出。如果患者的痰一旦容易咯出，就说明患者的疾病出现了转归，是疾病好转的表现。

对于无痰咯出的患者而表现为咳嗽气急、胸闷者，一定要用清肺热的药或方，重用桔梗，往往在二三剂之后，患者可大量咯出稀痰，胸闷消失、咳嗽减轻、气急已除。

清代医家王清任先生创血府逐瘀汤，方中含四逆散与桃红四物汤，一般用于血瘀气滞所致的胸痹，然而应该如何解释桔梗在方中的作用？

笔者认为，桔梗的作用依然是祛痰、宽胸，而绝非简单地以理气来解释之。

临床上，冠心病患者的常见证型有两个，一个是血瘀，一个是痰阻。但无论是哪一型，都可以用桔梗。

痰阻用桔梗，不必解释，但血瘀之冠心病为何要用桔梗呢？

早在《本经》即载桔梗"主胸胁痛如刀刺"，胸闷、胸痛是冠心病发作的主要表现之一，这是其文献依据。但药理依据呢？笔者推测，一是桔梗能够祛痰，使呼吸道保持通畅，改善气体交换；二是截断疗法，起预防性治疗作用，因为冠心病患者发作时，可能会引起急性肺水肿而咯吐粉红色痰。

2. 利咽喉

桔梗的利咽作用，最早应用见于《伤寒论》第 311 条："少阴病，二三日，咽痛者，可与甘草汤。不差者，与桔梗汤。"但其利咽作用一直未受到古代医家的重视，直至金代张元素在《珍珠囊》中有记载"其用有四，止咽痛"，自此，桔梗的利咽作用才逐渐被看重，如《本草蒙筌》即载"咽喉肿痛急觅"，而《本草汇言》言桔梗实乃"主利肺气，通咽喉，宽胸理气，开郁行痰之要药也。"看来，自东汉至宋代这一相当长的时间内，桔梗的利咽作用并不被古代医家所重视。

然而，桔梗的利咽作用早已为临床公认，是利咽的极佳之品，对于急性与慢性咽炎、扁桃体肿大等所致的各种咽喉不清爽、吐痰不利、声音嘶哑等，临床应用极为有效。但其机理，笔者推测，可能与桔梗所含的皂苷有莫大关系，桔梗皂苷能够刺激咽喉黏膜，促使咽喉局部发炎的组织脱落，对黏膜组织具有修复作用。

3. 排脓

桔梗的排脓作用首先记载于《金匮要略》之排脓散与排脓汤，排脓散由枳实十六枚、芍药六分、桔梗二分组成，主治证未载；排脓汤由甘草二两、桔梗三两、生姜一两、大枣十枚组成，主治证亦未载。

以上两方，一散一汤，均名"排脓"，但药物组成并不相同，相同者只桔梗一味，可见桔梗具有排脓之功。这是桔梗排脓作用的最早记录。

从临床报道的情况来看，排脓散与排脓汤多用于急性阑尾炎、慢性阑尾炎、阑尾周围脓肿、肺脓疡、手术后脓液引流不尽、化脓性中耳炎、慢性化脓性鼻炎、各种皮肤化脓性感染等，从以上疾病不难看出，其共性是化脓，而桔梗的功效是排脓，对于已经化脓的感染病灶，能够促使脓液尽快排净，使疮口尽快愈合。

从临床来看，桔梗排脓的确有效，笔者推测其作用机理可能与其所含的桔梗皂苷有一定关系。但桔梗皂苷并非通过胃的消化吸收而直接进入血液循环，而是经口服在消化道中被分解破坏后入血。至于桔梗皂苷被分解成何种化合物，临床与实验均没有报道，也就不得而知了。

故尔，笔者推测，桔梗皂苷经过消化道分解，其降解产物进入血液循环，渗透到化脓性病灶的局部，对局部的血液循环具有阻断或分离作用，使新生的肌肉与已经化脓的组织分离，促进脓液的排出，也就是起到局部清创作用，与西医的局部清创术有类似之处。如以上成立，就这一点来讲，桔梗可被称之为化脓性病灶的内服清疮剂。

清疮与消炎是两个概念，西医在清疮的同时，往往给予消炎治疗。而桔梗也绝对不能当作清热解毒剂来使用，如果是清热解毒的话，那必须选用金银花、连翘、蒲公英等，这相当于西医的消炎治疗。

【案例讨论】

1. 小柴胡汤加减治疗咳嗽不愈案

某男，12岁，朝鲜族，小学五年级，面色白润，形体肥胖，身高148cm，体重48kg。2017年1月14日以咳嗽3个月而来诊。

其母代述，3个月前因感冒而引发咳嗽，起初没太在意，但咳嗽月余仍不愈，遂去烟台毓璜顶医院，医生给予输液治疗5天，未见明显好转，改去烟台芝罘医院，给予口服抗生素等治疗20余日，仍未好转，如此拖拉近3个月。寒假期间经人介绍于我处就诊。

刻诊：咳嗽不甚，日夜咳嗽10余次，就诊期间咳嗽2次，每因咽痒而咳嗽发作，有少量痰难咯，睡前必有咳嗽，扁桃体略大而不红肿，口不干不苦，纳眠均可，二便如常，舌尖红，苔薄白。嘱其停服一切消炎药及止咳药，而改服中药。

疏方：柴胡 20g，黄芩 10g，姜半夏 15g，枳壳 15g，甘草 10g，干姜 6g，细辛 6g，五味子 6g，蜈蚣 2 条，桔梗 10g。4 剂，煎服，每日 1 剂。

1 月 21 日，其母反馈，患者服用 4 剂药后，症状大为好转，已基本不咳。嘱其调养，不必服药。

按：咳嗽 3 个月仍未愈者，实属少见。从辨证的角度来分析，咳嗽有痰难咯，属热，热者必用柴胡剂，一般选用小柴胡汤合半夏厚朴汤。

但患者的热象不甚明显，这是改生姜为干姜而加细辛的原因。而小柴胡汤方后注云：咳者，去人参、生姜、大枣，加干姜、五味子。遵循仲景法后，再加细辛 6g。有痰难咯，加桔梗 10g。

2. 桔梗汤加味治疗声音嘶哑案

孙某，女，44 岁，身高 158cm，体重 65kg，2017 年 10 月 5 日以声音嘶哑为主诉而就诊。

患者于 1 周前不慎感冒，伴咽喉肿痛，服消炎药后出现声音嘶哑，又服西瓜霜含片、金嗓子喉宝等，丝毫未见效。

刻诊：声音嘶哑，几乎发不出声，而咽喉疼痛已很轻，咽中作痒，痒则咳嗽，痰少而黄，黏稠，不易咯出，舌脉未见。疏桔梗汤加味：桔梗 10g，甘草 20g，连翘 30g，金银花 30g。2 剂，煎服，每日 1 剂。

10 月 10 日患者反馈，疗效显著，现在稍有声音嘶哑，感觉底气不足，嘱慢慢调养。

按:《伤寒论》第 311 条:"少阴病,二三日,咽痛者,可与甘草汤。不差者,与桔梗汤。"桔梗汤由桔梗一两、甘草二两组成,原方主治热毒所致的咽喉肿痛或声音嘶哑等。

本例患者即由热毒所致,起因于感冒伴咽喉肿痛,属风热证。虽然患者咽喉疼痛已经很轻,那是用了抗生素的结果,而患者表现为咳痰黏稠而黄,难咳,属热痰也,故与金银花、连翘以清其热。诸药合用,共奏清热解毒、利咽开音之功。

3. 排脓散加味治疗化脓性中耳炎案

孙某,女,64 岁,身高 155cm,体重 67kg,面黄较胖,2017 年 5 月 1 日以中耳炎为主诉而诊。

三十余年前,不明原因突患中耳炎,最终出现双耳流脓,多方治疗,偶尔见效。现左耳已经失聪,时常流脓,右耳未失聪,但也时有流脓,伴头痛、头晕,纳好,眠一般,易口干,但无口苦,唇口干燥,喜热饮,长期便秘,小便黄,舌苔净。

处以排脓散加味:桔梗 20g,枳实 10g,白芍 40g,薏苡仁 60g,金银花 30g,连翘 30g。10 剂,颗粒剂,每日 1 剂,分 2 次温开水冲服。

2017 年 8 月 14 日,患者反馈,双耳流脓已愈,头痛已除,唯耳聋未见好转。患者对 10 剂药能达到如此疗效极为满意。

按:排脓散来源于《金匮要略》,由枳实十六枚、芍药六分、桔梗二分组成,但主治未明,方中桔梗虽然用量不大,但具有明确的排脓之功,《金匮要略》载桔梗汤,主治"时出浊唾腥臭,久久吐脓如米粥者,为肺痈"。该案中耳炎患者长期双耳流脓,说明炎症明显,故配伍金银花、连翘等清热解毒,配用薏苡仁的目的也是为了排脓,因为现行教材明确提出薏苡仁能够"清热排脓"。

【其他】

桔梗的用量一般不大，以 5～15g 为宜。但根据患者的体质及体重，可以重用至 30g。

桔梗用量过大，会产生恶心，甚至呕吐，其原因在于所含的桔梗皂苷，所以说，桔梗皂苷既是桔梗的有效成分，也是其副作用的有效成分。其机理是相同的，都是桔梗皂苷对胃黏膜的刺激作用，对胃黏膜的轻度刺激，有利于反射性引起气管、支气管分泌物的稀释与排出。但刺激作用过大，则会产生恶心，甚至呕吐。

所以，临床使用桔梗，还须根据患者是否容易恶心来判断其用量。

另有报道，桔梗与远志不宜同用，原因就在于二者同用后，会产生恶心，使患者呕吐的概率增加。但现在分析其机理，远志含远志皂苷，二者的作用机理及产生副作用的机理是相同的。

25. 人参

——瘦人气虚之圣药

【来源】

人参首载于《本经》，其曰："主补五脏，安精神，定魂魄，止惊悸，除邪气，明目，开心益智。久服，轻身延年。"其为五加科植物人参的干燥根及根茎。主产于吉林省，质量最好，为道地药材。野生者为山参；栽培者称为"园参"，一般栽培5~7年后收获，这是目前商品中的主流；播种在山林野生状态下自然生长的称"林下山参"，习称"籽参"，数量很少。生用即生晒，名生晒参，长于补气生津；若将原药材蒸制，称为红参，或用白糖浸后蒸制，称为糖参，温补之力均较强。

【传统表述】

人参味甘而微苦，其性温，主归脾、肺、心经。它能够大补元气、补益脾肺、生津止渴、安神益智。主要用于：①元气虚脱，人参单用，即独参汤；若见气阳两虚，配伍附子，即参附汤；若属气阴两虚者，配伍麦冬、五味子，即生脉散。②脾肺虚弱，配伍白术、茯苓、甘草，即四君子汤。③气阴两虚之消渴，配伍麦冬、天花粉等；若气分热盛而伤阴者，可与石膏、知母等配伍，如白虎加人参汤。④气血亏虚、心神失养之健忘、失眠、心悸等，可与当归、酸枣仁等配伍，如归脾汤，亦可配伍生地黄、丹参等，如天王补心丹。

【药理分析】

1. 补气强体

人参的补益作用，早在《本经》中即有记载"主补五脏……久服，轻身延年"。《伤寒论》之理中丸主治"霍乱，头痛，发热，身疼痛……寒多不用水者"，既然理中丸主治霍乱，必然出现剧烈呕吐、泻下，其人必为瘦人，其气必虚；小柴胡汤主治"伤寒五六日……默默不欲饮食"，可见患者不想吃饭，必然出现体瘦；旋覆代赭汤主治"伤寒发汗，若吐，若下，解后，噫气不除，心中痞硬"，患者经过剧烈的汗、吐、下之后，出现"心中痞硬"，一定出现脾胃虚弱，也只有脾胃虚弱的瘦弱患者才能够出现腹直肌没有脂肪而且紧张。所以，理中丸、小柴胡汤、旋覆代赭汤等皆用人参补虚。

此后，诸多本草书籍对人参的补益作用都有记载，清代《本草从新》开始载人参"大补元气"。

现行教材认为人参能大补元气，补益脾肺。药理研究发现，人参含多种人参皂苷，能兴奋垂体—肾上腺皮质系统，提高应激反应能力；具有抗休克作用，人参注射液对失血性休克和急性中毒性休克，效果尤为明显；能增强机体免疫功能；还能增强性腺机能，有促性腺激素样作用。

所以，无论从古籍文献的记载，还是从药理研究的结果，都说明人参具有显著的补益作用。

从中医理论讲，人参能够强壮脾胃，增强消化能力，促进肌肉的生长，从而使人变得强壮，所以，瘦人出现的脾胃虚弱之气虚证，最适合用人参。

笔者认为，人参具有同化作用，能够促进人体骨肉与脂肪的生长，使人变胖变壮。

为此，黄煌教授在《张仲景50味药证》中指出：人参多用于消瘦或枯瘦之人。瘦人腹肌本偏紧张，又兼心下部疼痛不适；瘦人本不干渴，而反见烦渴而舌面干燥；瘦人的脉象本来应该浮大，而反沉伏微弱者，则应当考虑人参证。其人有仅肌肉萎缩，而且肤色干枯而缺乏弹性，无常人之红润。若是肥胖体形，舌体大而舌苔厚腻、面色红润或晦暗或腻滞者，虽有心下痞硬、口干渴、脉沉迟者，亦非人参证。

对于容易感冒的儿童，凡身体瘦弱而纳食不佳者，笔者常治以小柴胡汤或柴胡桂枝汤，服用1个月左右，能够明显增强患儿的体质、改善其食欲，并能使容易烦躁的患者情绪稳定。其中，在增强患儿的体质方面，人参是必不可少的，往往小剂量即能达到应有的效果。

后世补脾益气的名方如四君子汤、参苓白术散、补中益气汤、生脉散等都选用人参。

2. 生津止渴

对于人参止渴的功效，《本经》未曾记载，而《名医别录》始载之"治消渴"，《医学启源》谓之"止渴，生津液"，《本草蒙筌》载之"泻阴火"，仅此而已。可见，古人对于人参止渴功效的认识并不深刻。

《伤寒论》之白虎汤主治"伤寒，脉浮滑，此以表有热，里有寒"（176）、"伤寒，脉滑而厥者"（350）及"若自汗出者"（219），这三条原文的主治都没有口渴。而白虎加人参汤主治"服桂枝汤，大汗出后，大烦渴不解，脉洪大者"（26）、"大渴，舌上干燥而烦，欲饮水数升者"（168）、"伤寒无大热，口燥渴，心烦，背微恶寒者"（169）、"渴欲饮水，无表证者"（170）、"若渴欲饮水，口干舌燥者"（222），以上白虎加人参汤五条原文都有口渴，说明张仲景用人参的目的就是为了治疗口渴。

糖尿病患者常常多饮、多食、多尿，在古代没有化验血糖的便利条件，只有"三多"症状明显时，才可以诊断为消渴，故糖尿病后期的患者往往身体瘦弱，是气阴两虚的临床表现，这就是人参的适应证。

药理研究证实，人参皂苷能够降低血糖，其中，人参皂苷 Rb_1 是 5 种皂苷中负责降血糖作用的最主要的成分。但人参皂苷的降糖机理究竟是直接降糖、增强胰岛素功能、减弱胰岛素抵抗作用，还是多方面的作用，目前为止，还未研究清楚。

对于多汗而口渴之糖尿病，患者往往形体消瘦，白虎加人参汤确为对证之方。而对于体胖而症状不明显，仅仅表现为空腹血糖升高，又兼舌苔黄腻者，这是湿热证，患者体内往往存在明显的胰岛素抵抗，这种情况是不适合使用人参的。

所以，就止渴而言，人参也是适用于瘦人。

3. 益智安神

《本经》记载，人参主"安精神，定魂魄，止惊悸……开心益智"，这是对人参安神与益智作用的最早描述。《名医别录》载之能"令人不忘"，《药性论》云"人虚而多梦纷纭，加而用之"，现行教材认为人参能够安神益智。大量研究表明，人参对高级神经系统的兴奋过程与抑制过程均有增强作用，并且以兴奋作用更为显著。

正是因为人参皂苷能够兴奋高级神经系统，所以，它能够促进人体的生长发育、增强人的记忆力与智力。同时，它也能够促进人体性腺的发育，因此，对于儿童患者，除非有明显的应用指征，否则不要轻易使用人参或人参制剂，以免引起性早熟。

此外，它还能够安神，治疗气血虚弱、身体瘦弱所致的心慌、失眠、多梦、健忘等症。治疗此类病证时，应该长期小剂量服用，短期内使用不能发挥明显作用。如天王补心丹、归脾汤等都是安神的有效方。其安神的机理是人参皂苷兴奋人体的神经系统，使虚弱者的失眠状态基本达到或达到正常状态。

《伤寒论》之柴胡加龙骨牡蛎汤是治疗肝气不舒之失眠要方，现代常用之治疗抑郁症，方中的人参可以用党参来代替。

【案例讨论】

1. 柴胡桂枝汤治疗儿童反复感冒案

栾某，女，9 岁，以反复感冒 2 年余而诊。

患者于 2017 年 5 月 26 日就诊。其母代述，2015 年感冒引起肺炎，输液治愈。此后，每次感冒必须输液方能治愈，一般就是阿奇霉素、双黄连粉针剂、头孢氨苄等消炎药。2016 年打过预防感冒的针，一年之中没有感冒。今年 4 月，感冒又起，输了 15 天液，痊愈 1 周。现在喘息发作，能听到很明显的呼吸音，昨夜喘憋而醒，伴轻咳。根据情况，疏方：柴胡 15g，黄芩 9g，生白芍9g，姜半夏 10g，枳实 12g，大枣 9g，生大黄 6g，桔梗 6g，连翘20g，3 剂病愈。

2017 年 6 月 12 日，其母带女童前来面诊，要求调理体质，察见患儿形体瘦弱，面色萎黄，时有咳嗽，听诊未及各种杂音，咽喉略有红肿，其母述患儿容易汗出，纳少。疏方柴胡桂枝汤：柴胡 12g，黄芩 6g，姜半夏 6g，干姜 5g，大枣 6g，炙甘草 5g，桂枝 10g，白芍 10g，人参 6g。颗粒剂，每日 1 剂，温开水冲服。患儿连服 1 个月，病情稳定。

8 月 24 日，患儿再次感冒，高热 39℃，但无明显咽痛，考虑为风寒所致，疏方麻黄汤原方，1 剂而愈。

之后，其母要求进一步调理体质，遂疏 6 月 12 日方 10 剂。此后，患儿未再来诊。

按：对于体虚易感冒而没有明显并发症或没有明显宿疾者，患者往往经受不住感冒的折磨而选择中医，这种情况，中医具有很大的优势。笔者主张在其未感冒期间抓紧时间服药，可以提高机体的抵抗力，改善体质。根据情况，笔者一般选用黄芪或人参配方进行治疗。

身体虚胖而易感冒者，此类患者属于《金匮要略》所讲的尊荣人，常选用黄芪类方，如玉屏风散或玉屏风散合桂枝汤。形体瘦弱而易于感冒者，常选用人参类方，如小柴胡汤或柴胡桂枝汤等。

该案患儿反复感冒而形体瘦弱，再加上容易汗出，即属于典型的柴胡桂枝汤证。

2. 柴胡加龙骨牡蛎汤治疗失眠案

杨某，女，33 岁，形体中等，面色欠润泽。2013 年 3 月 23 日初诊。

数月前，其公婆迁入其家庭，共同生活既久，小矛盾时有发生，导致患者情绪不佳，睡眠质量差，而且易醒。近期患者工作压力极大，超负荷工作。现患者精神差，抑郁状，睡眠质量极差，呈似睡非睡状，睡眠时间短，晨起口苦，经前乳房胀痛（2008 年因乳房胀痛检查发现双侧乳房多发性囊肿），纳可，大便 2 日 1 次，先干后稀，舌质淡，苔薄白，脉弱。处以柴胡加龙骨牡蛎汤：柴胡 10g，黄芩 10g，姜半夏 10g，人参 10g，红枣 10g，干姜10g，炙甘草5g，茯苓20g，白术10g，桂枝15g，龙骨20g，牡蛎20g，生大黄5g。6剂，煎服，每日1剂。并嘱调畅情志。

3月30日复诊：患者工作压力丝毫未减，家庭环境没有变化。服药6剂，睡眠质量明显改善，每天能睡8小时，口苦减轻，口干不欲饮，大便溏而不成形，舌正苔正，双脉弱。服药期间月经来潮，经畅，双乳已不胀。上方改白术为20g，改茯苓为茯神20g，生大黄为制大黄5g，加百合15g。继服6剂以巩固疗效。

按："伤寒八九日，下之，胸满烦惊，小便不利，谵语，一身尽重，不可转侧者，柴胡加龙骨牡蛎汤主之"，这是《伤寒论》应用本方的原文。

"伤寒中风，有柴胡证，但见一症便是，不必悉具。"胸满即胸胁苦满，必用柴胡剂。"一身尽重，不可转侧"是胸胁苦满的延伸。烦，说明了患者的精神状态，烦躁、抑郁等都属于"烦"的范畴。惊、谵语，既描述了患者的精神状态，也是神志不安的具体表现，失眠是当前社会中最常见的疾病或症状。

该患者工作压力大，家庭生活环境时有小矛盾发生，导致患者情志不畅，同时伴有口苦、乳房胀痛等，这是选用柴胡剂的重要依据。柴胡类方中具有安神作用的方剂，柴胡加龙骨牡蛎汤首当其冲。又因患者大便初硬后溏，脾虚的可能性大，故加白术以健脾。仅服药6剂，睡眠基本转为正常，在工作、生活环境均未发生变化的情况下，出现如此好的疗效，医者、患者都感到相当满意。故二诊时，原方稍作调整以巩固之。

【其他】

对于急危重症如大失血或休克患者而言，人参必为要药，因为在所有的中药里面，只有人参能够大补元气。但西医在抢救方面大有优势，所以，现在用独参汤的机会极少。

糖尿病方面，出现明显的"三多一少"症状者，临床很少见到。选择中医中药治疗者，寥寥无几。

所以，我们今天应该把人参用到提高机体的免疫力上来，以求发挥中医的最大优势，这也是西医的不足之处。

不过，人参的用量一般不大，5～15g 足矣。

26. 黄芪
——肥人气虚之圣药

【来源】

黄芪首载于《本经》，其曰："主痈疽久败疮，排脓止痛，大风癞疾，五痔鼠瘘，补虚，小儿百病。"其为豆科植物蒙古黄芪或膜荚黄芪的干燥根，以根条粗壮、质地坚韧、断面色黄白、无黑心及空洞、粉性足、味甜者为佳。主产于内蒙古、山西等地，习称"内蒙黄芪""西黄芪"或"绵芪"，为道地药材。生用或蜜炙用。温补之时多炙用，其余均生用。因为黄芪是豆科植物，所以品尝本品味微甜，嚼之有豆腥味。

【传统表述】

黄芪，味甘而微温。它能够补气升阳、益卫固表、托毒生肌、利水消肿。主要用于：①中气虚弱之脏器脱垂，如胃下垂、子宫脱垂等，配伍升麻、柴胡等，如补中益气汤。②正气不足、卫外失固之汗多、易感冒者，配伍白术、防风，即玉屏风散。③气血亏虚之疮疡脓成而不溃或溃久不收口等，对于前者，配伍当归、皂角刺等；对于后者，常与人参、当归等同用。④气虚不运之下肢水肿、易于汗出等，配伍防己、白术等，如防己黄芪汤。

【药理分析】

1. 补益正气

黄芪，原名黄耆，耆有长者之意，故有"补气之长"之称。《本经》云本品能"补虚"，究竟补什么虚《本经》未提，但对于本品的补虚作用却做了首次论述。

《名医别录》载黄芪"补丈夫虚损，五劳羸瘦"，也提到了黄芪的补益作用，或许是过去生产力极不发达，人们的生活水平极其低下，胖人极少，故云"五劳羸瘦"之人可用本品。

金元时期的李东垣在《珍珠囊》中言黄芪"益胃气"，似乎与本品补气健脾的功效仅有一步之遥。直到明代《本草汇言》才明确提出黄芪"补肺健脾"，《本草正》提出本品能"补元阳"，实际上就是补气。

那么，黄芪补气的机理是什么？

黄芪所含的黄芪皂苷、黄芪多糖、黄酮等，均能增强或调节机体的免疫功能，对干扰素系统有促进作用，可增强患者的体质，提高机体的抗病力，这是黄芪补气作用的物质基础。

（1）治疗乏力

乏力是一个非特异性的症状，可以是肝病的早期症状；也可以是其他一些疾病的预警信号，如肿瘤等；更多则是生理性的，如过度劳累。乏力主要是患者的自我感受，有一定的主观性，主要是与平时的日常活动相比得出的。一般来说，肝病患者的乏力程度，自轻度疲倦到严重乏力，甚至生活不能自理，都属于乏力的范畴。现在人们的普遍认识是，患者处于亚健康状态。

的确，服用一定时间的黄芪制剂后，患者的乏力状态能够得到有效改善，这是因为黄芪多糖、黄芪皂苷等能促进机体代谢，具有抗疲劳作用，从而表现出"补气"作用。

黄芪是治疗乏力有效的药物，是不是所有的乏力都可以用黄芪？

笔者观察，体胖者的乏力，尤其是虚胖患者，用黄芪是有效的，而对于体瘦者则不适用。黄煌老师在《张仲景50味药证》中对黄芪体质的描述是：面色黄白或黄红隐隐，或黄黯，都缺乏光泽。肌肉松软，浮肿貌。目无精彩。腹壁软弱无力。舌质淡胖，舌苔润。平时易于出汗、畏风，遇风冷易于过敏，或鼻塞，或咳喘，或感冒。大便稀溏，不成形，或先干后溏。易于浮肿，特别是足肿，手足易麻木，皮肤黄黯，易于感染或溃疡。另外，此类患者多能食、贪食，但依然无力。

黄芪能够治疗虚胖之人的乏力是因为其能够促进机体的代谢，促进糖的代谢而有降血糖作用，促进脂肪的代谢而能够减肥。

肥是什么？是水。研究发现，黄芪能够利水消肿，通过黄芪的利水作用与促进机体的代谢作用，加上患者的饮食控制，能够使患者的体重减轻，肥胖得到控制，乏力得到改善，精神越来越好。所以，黄芪对机体的代谢呈异化作用，笔者称之为"脂肪的燃烧剂"。

对于虚胖之人，可根据临床情况，选用补中益气汤、黄芪桂枝五物汤、补阳还五汤等方。

然而以下三种情况不宜使用黄芪。

第一，体瘦之人的乏力不宜使用黄芪，至少不能大剂量使用黄芪。那么，对于体瘦之人的乏力应该如何用药呢？笔者认为，应该用人参类方，如四君子汤、桂枝人参汤等，因为人参对机体的代谢有同化作用，使人长"肉"。

第二，胖壮之人的乏力不宜使用黄芪。因为胖壮之人除乏力外，大多伴有口苦、口腻、其腹膨胀如鼓，按之心下满痛，大便溏而黏或大便干结等，此属于典型的大柴胡汤证。这样的乏力很容易治疗，使用大柴胡汤攻下，患者往往在两三剂药之后，就感到浑身轻松，如释"重"负。

第三，凡遇阴雨天乏力加重的患者不宜使用黄芪。因为这种人，必有湿气在表，湿的特点之一是重浊，在人即表现为困倦，对于此类患者，应以发汗祛湿为主要治法，麻黄为常用之品。

（2）治疗体虚易感者

《本草汇言》称黄芪能"实卫"，现行教材认为本品能益卫气而固表。药理研究发现，黄芪多糖、黄芪皂苷等有效成分能够增强机体的免疫力，显著增强机体的抗病力，对易于感冒的患者或预防感冒确有重要价值。

理论上讲，对于虚胖患者的免疫力低下，最宜使用黄芪。但实际上，黄芪用于益卫固表时，用量一般不大，10～30g 即可，所以，瘦人完全可用。

易感冒患者在感冒期间不宜服用黄芪类方，只能在其未感冒期间服用，否则就有闭门留寇之虞。易于感冒的患者，尤其在冬天易于发作，故此时不宜服用黄芪类方。而在不易感冒的春天或夏天，如果要提高机体的免疫力，这个季节服用黄芪类方最佳。

1995 年冬，笔者反复感冒，1 个月大约 2 次，持续了一个冬天，感冒则流涕，畏寒，咽痛等。至 1996 年春天，笔者到药材市场批发了 1 公斤的黄芪，分成 30 份，煎服，连服 1 个月，从此不再轻易感冒。

2. 利水消肿

黄芪的利水消肿作用，在古籍中根本找不到记录。《金匮要略》之防己黄芪汤主治"风水，脉浮身重，汗出恶风者"，由防己、黄芪、白术、甘草组成，但不能由此认定黄芪具有利水消肿作用，因为防己本身具有利水消肿之功。

然而现行教材却认为黄芪具有利水消肿之功，药理研究也发现，本品具有明显的利尿作用，能消除实验性肾炎尿蛋白，虽然其作用的有效成分不明确，但对于我们研究慢性肾炎的治疗有重要的参考价值。

笔者认为，黄芪治疗慢性肾炎的机理可能有二：一是修复了慢性肾炎患者肾小球的过滤功能，使大分子的蛋白质不能透过肾小球，而重新回到血液循环，减少了蛋白质的丢失。所以，患者在服用一段时间的黄芪类方后，检测尿中蛋白的含量是判定服用黄芪是否有效的指标之一。二是黄芪有可能促进肝脏对蛋白质的合成，提高胶体渗透压，纠正低蛋白血症，恢复血浆胶体渗透压，把血管外多余水分重新"吸入"血管内，再由肾脏排出，最终达到消肿目的。所以，表面来看，是黄芪发挥了利水作用，但实际上，是黄芪的益气即提高血浆白蛋白而起作用。服用黄芪类方是否有效，检测血浆白蛋白的含量即能判断。

既然黄芪能够提高机体的白蛋白，那么它治疗的水肿是慢性肾炎所导致的水肿，对于急性肾小球肾炎所导致的面部水肿，恐怕不太合适。

严重肝病时发生的功能性急性肾功能衰竭，称为肝肾综合征，也可以出现低蛋白血症，从而表现为明显的下肢凹陷性水肿。由于人体白蛋白是在肝脏当中合成的，肝功能已经衰竭，无论患者服用多大量的黄芪，都无济于事。

防己黄芪汤是治疗慢性肾炎水肿的有效名方之一，防己能够利水消肿，黄芪、白术能够补气，能够提高人体的白蛋白，对慢性肾炎水肿具有标本兼治之功。

但防己分为汉防己与木防己两种，无论哪种防己，都具有利水之功。其中木防己属于马兜铃科植物，具有肾毒性，所以，无论木防己具有多么好的利水作用，建议大家不轻易使用。

3. 托毒生肌

《本经》载黄芪"主痈疽久败疮，排脓止痛，大风癞疾，五痔鼠瘘"，而且把"主痈疽久败疮"作为首要的功效，看来，《本经》时代对黄芪托毒生肌的功效比较重视。正因为患有"痈疽久败疮"，所以黄芪具有"排脓止痛"之功。"大风癞疾"，说明患者有慢性顽固性皮肤疾患，"鼠瘘"，相当于淋巴结结核。以上疾病都表现为慢性、迁延性发病过程。

此后，历代本草书籍对黄芪托毒生肌的功效都有记载，如《日华子本草》谓本品"助气壮筋骨，长肉补血，破癥癖，治瘰疬瘿赘"，《医学启源》则谓本品"善治脾胃虚弱，疮疡血脉不行，内托阴证"，《本草备要》则明确提出黄芪"生血，生肌，排脓内托，疮疡圣药"。

黄芪所治的疮疡，必定为难治性疮疡。无论是中医，还是西医，对此类疮疡往往在短期内难以治愈。西医治疗疮疡，比如急性淋巴结炎，西医用抗生素治疗，往往在三四天内能够治愈；而对于慢性淋巴结炎，用抗生素往往无效而束手。

此类慢性疮疡，临床常常表现为局部溃破、长期流稀脓水、局部颜色不变。无热象表现，而辨证为气血两虚者，长期服用黄芪类方，往往有好转乃至治愈的可能。

药理研究并未发现黄芪有抗感染、抑制细菌生长等作用，而发现黄芪具有增强机体免疫功能，促进气血的生长，而有长"肉"作用。正是因为黄芪能够促进肉芽组织的生长，而使破溃的疮面慢慢生长，乃至愈合。当然，这个过程可能相当漫长。

此类患者，不仅长期患有慢性疮疡，而且身体条件往往比较差，或身体有其他慢性消耗性疾病，一旦出现疮疡，则转变为慢性化，比如卧床患者出现的褥疮，确实属于难治性疾病。

【案例讨论】

1. 补中益气汤合麻黄细辛附子汤治疗蛛网膜下腔出血案

李某，男，64 岁，身高 175cm，体重 60kg，血压 120/70mmHg，2012 年 5 月 26 日初诊。

自年轻时至今，一直以采集、加工石头为生，手掌宽厚，手指粗壮。2011 年 10 月采集加工石头时晕倒，醒后双下肢废而不能动，送医院诊断为蛛网膜下腔出血，当时无头痛、呕吐、发热，经治疗后，情况好转，病情得到控制。刻诊：形体瘦，饮食无味，咀嚼无力，吃完一顿饭过程中需要休息 1～2 次，四肢无力，干活、高声说话均感无力，畏寒，明显比其他人穿得多，戴着帽子，易于汗出，口不干，饮水不多，眠佳，大便调，基本不感冒。舌无异常，脉沉迟。处以小续命汤加味：生麻黄 10g，桂枝 10g，人参 10g，炙甘草 10g，杏仁 3g，川芎 3g，当归 10g，生石膏 15g，黄芪 30g，附子 10g，细辛 3g，焦三仙各 15g。6 剂，煎服，每日 1 剂。嘱药后发汗。

6 月 2 日二诊：服药后，患者忘记发汗，身体较前轻松，但头晕加重，仍感四肢无力，口淡无味。虽患者对疗效较为满意，但由于乏力未见好转，笔者遂换方，疏补中益气汤合麻黄细辛附子汤：党参 20g，白术 15g，黄芪 20g，升麻 3g，柴胡 3g，当归 10g，陈皮 6g，炙甘草 6g，附子 20g（先煎），细辛 6g，麻黄 10g，焦三仙各 10g。6 剂，煎服，每日 1 剂。

6 月 9 日三诊：四肢较前有力，短气明显好转，饮食转佳，吃饭有味，大便正常，汗出较前减轻，苔薄腻，脉沉迟。患者对疗效大为满意。遂于原方增附子为 30g，继服 6 剂。

6 月 16 日四诊：饮食进一步好转，正常饮食时，有时还会有饥饿感，舌质红，苔薄白，脉沉实有力。患者自述此次药的疗效不及前两次，嘱其三诊方继服 6 剂，分 12 天服完。

6 月 30 日五诊：纳佳，干重体力活时头痛明显，痛则头晕，后项部发紧，平时很轻松，头部怕振动，坐公交车振动则头痛不适，大便正常，畏风、畏寒、口不干，饮水不多，苔薄白，舌质红，双脉沉迟无力。处 6 月 2 日方，改附子为 30g，黄芪为 40g，另加防风 10g。6 剂，煎服，每日 1 剂。

7 月 7 日六诊：头部怕振动好转，但坐公交车仍有振痛。6 月 30 日方改黄芪为 30g。

8 月份获悉，患者症状全部消除，无论是坐公交车，还是自己开拖拉机，都不会头痛。

2013 年 6 月，陪其妻来诊，身体状况较好，对疗效甚为满意。

按：患者初诊时以乏力为主诉来诊，属于"痿"之轻者，蛛网膜下腔出血属于中风的范畴，与喑痱相似，故与小续命汤。小续命汤主治"中风痱，身体不能自收持，口不能言，冒昧不知痛处，或拘急不得转侧"，主症是失语和瘫痪，本案患者虽未失语，但咀嚼、高声说话费力，这是失语之轻症；患者虽然瘫痪已经改善，但仍感觉乏力，这是瘫痪之轻症，通过分析来看，比较符合小续命汤证，故一诊时与之。

可能是患者没有发汗的原因，也可能是服药时间短的原因，虽然患者对疗效比较满意，但没有达到笔者预期的疗效，遂改方为补中益气汤合麻黄细辛附子汤。乏力、口淡无味是应用补中益气汤的主要依据，为了取得快速疗效，加用了麻黄细辛附子汤。给患者第一次用黄芪，担心影响到患者食欲，黄芪用量不宜大，仅 20g。这次的疗效达到了笔者的预期。三诊时效不更方，据其脉沉迟无力，属于典型的附子脉，遂增附子为 30g。虽然四诊时疗效不如以前，但这并不意味着疗效不好，因为患者的病情一旦恢复到一定程度，再向好的方向发展，往往都比较慢，这种情况需要向患者耐心解释。

患者经过近一个半月的治疗，前后服药共 36 剂，达到临床治愈。之所以能够取得这样的疗效，基本上归功于补中益气汤和麻黄细辛附子汤。黄芪量大时达 40g，附子量大时达 30g，均未出现明显不适。

2. 大剂量黄芪降蛋白

荀某，男，58 岁，身高 180cm，体重 80kg，其人高大壮实，面色萎黄，精神一般。2015 年 5 月 4 日初诊。

患者于 1 年多前体检发现蛋白尿（＋＋＋），遂到某地三甲医院检查，诊断为膜性肾病，即慢性肾炎，遂服环磷酰胺、百令胶囊、灵芝孢子粉等药，于 1 个月后到医院复查，病情丝毫未改善。患者改求治于中医，首先到某药店名中医处求诊，某医告之此种疾病属于慢性病，不要着急，诊断为肾阴虚证，服该医的药半年，由原来的尿蛋白（＋＋＋～＋＋＋＋），变为（＋＋～＋＋），效果不明显。患者失去信心，改求治于患者的某个朋友，此人无行医资格，但是此人谓之前医诊断错误，谓之并非肾阴虚，而是肾阳虚，处以肾气丸加减，另加黄芪 30g。于是服用该中医的药达半年，医院化验检查无明显改善。于是经人介绍，转入笔者处就诊。

刻诊：晨起口苦，眼周发黑，易乏力，上楼梯迈不动步子，走路跟不上同龄人的步伐，自述脾气急躁，睡眠较浅，腰部不适，尿蛋白（＋＋），尿潜血（＋），但无水肿，二便调，舌质红，脉无异常。笔者告之，患者的病情确属慢性，需要服药 3～6 个月，方能治愈。患者表示能够坚持。处以黄芪桂枝五物汤合四逆散加味：黄芪 60g，桂枝 30g，赤芍 30g，当归 20g，丹参 30g，干姜 20g，大枣 10g，知母 20g，怀牛膝 30g，柴胡 20g，枳壳 20g，甘草 5g，女贞子 15g，墨旱莲 15g，生山药 20g，生白术 20g。煎服，每日 1 剂。

5 月 25 日，医院检查尿蛋白（＋），患者信心大增，腿脚轻快，一步能迈两个台阶。原方增黄芪为 100g，并减去方中的四逆散。煎服，每日 1 剂。

6 月 8 日，医院化验检查，尿蛋白（±），患者异常兴奋，说他像变了个人似的，其朋友也评价他面色改变了许多，原来的眼周发黑也没了。

7 月 13 日，化验检查，尿蛋白（－），患者分别于 8 月 24 日、9 月 7 日、9 月 21 日等多次化验检查，尿蛋白始终（－）。自此，患者相信，困扰他近 2 年的慢性肾炎才得以治愈。

按：黄芪桂枝五物汤治疗慢性肾炎，这取决于大剂量的黄芪，笔者用黄芪少则 60g，多则 150g。同时，患者也表现出了气虚的临床表现，即易乏力、上楼梯迈不动步子、走路跟不上同龄人的步伐等，这都是气虚的表现，遂处以大剂量的黄芪。方中桂枝、赤芍、当归、丹参、怀牛膝等能够活血，可改善肾脏的微循环。这是笔者处以黄芪桂枝五物汤的依据。加生山药、生白术的目的也是为了增强其补气之功。患者脾气急躁，加用四逆散。尿潜血（＋），遂加用了二至丸，即女贞子、墨旱莲。这就是笔者在首诊时处理该患者的思路。随着病情的不断改善，黄芪最大量用至 100g，这是迅速取得良好疗效的关键之处。相信在以后处理类似的病例中，有可能会用至更大的剂量，即 100～200g。

【其他】

黄芪的使用剂量，可以相差很大，10～200g 不等。

小剂量应用黄芪，可以不讲体质，只要认为患者气虚，就可以应用。但大剂量使用黄芪，必看体质，最佳适用人群是虚胖体质。

这类人大多属于老年女性，其形体肥胖，肌肉松软，易于汗出，大多能吃，虽然食量大，但是浑身依然乏力。此类患者的消化吸收力强，虽然想减肥，但通过节食是不太可能的，因为此类患者往往多食而且容易饥饿。此类患者，大多属于黄芪体质，适合大剂量的黄芪来治疗。

给予患者大剂量的黄芪，患者在服用了五六剂药后反馈，胃口下降明显，这说明患者不是黄芪体质；如果患者的胃口不倒，反而食量增加，体重稳定或略有减轻，气力增加，这样的患者适合大剂量的黄芪。

为什么会这样呢？因为黄芪是豆科植物，与豆制品具有相同的特点，豆制品有滞气作用，如果患者服用了大剂量的黄芪后，出现腹胀、难受等症状，说明患者非黄芪体质。

正因为如此，笔者在应用大剂量的黄芪前，首先问一下患者平时是否喜欢豆制品如豆腐脑、豆浆等，如果患者诉说不敢吃任何豆制品，患者极有可能也不适合大剂量的黄芪。

27. 白术

——增强消化机能的首选药

【来源】

《本经》无白术之名，只载"术"，至晋代陶弘景在《本草经集注》中开始将术分为白、赤两种，即白术与苍术。所以，《本经》中有关术的功效叙述当是二药的功效综合。白术为菊科植物白术的根茎；苍术为菊科植物茅苍术或北苍术的根茎。《本经》载其"主风寒湿痹、死肌、痉、疸，止汗，除热，消食。作煎饵，久服轻身延年，不饥。"

【传统表述】

白术，甘苦而性温，归脾、胃经。它能够补气健脾、燥湿利水、止汗、安胎。主要用于：①脾胃气虚之纳呆、体瘦等，与人参、茯苓、甘草同用，即四君子汤。②水湿内停之泄泻、痰饮等，治疗前者，可配伍茯苓、泽泻等，如五苓散；治疗后者，与茯苓、桂枝、甘草等同用，如苓桂术甘汤。③表虚自汗、易于感冒者，常与黄芪、防风同用，即玉屏风散。④气虚不固之胎动不安，可与人参、阿胶等配伍。

【药理分析】

1. 益气健脾

《本经》只记载白术"作煎饵，久服轻身延年，不饥"，说明本品能够延缓衰老、强壮脾胃，可能是对本品益气健脾作用的最早描述。《名医别录》云白术能"暖胃，消谷"，《药性论》谓白术"破消宿食，开胃"，《医学启源》明确提出本品能"和中益气，其用有九：温中一也……强脾胃，进饮食四也"，《本草品汇精要》则明言本品"合人参、芍药补脾"，《本草通玄》对白术健脾的评价甚高，书中记载"白术，补脾胃之药，更无出其右者"。

现行教材认为，白术能够益气健脾，治疗脾胃气虚证。

笔者认为白术益气健脾的机理可能有二：

一是白术所含的挥发油、白术多糖等成分直接增强脾胃的运化功能。因为药理研究发现，白术对肠管活动具有双向调节作用，当肠管兴奋时呈抑制作用，而肠管抑制时则呈兴奋作用。并有强壮作用，能明显促进小肠蛋白质的合成，促进肠管的吸收，而呈现同化作用，使人长"肉"。

但是，它与山楂、神曲、麦芽等消食药的机理不同，消食药只能促进饮食物的消化吸收，只能治标，不能从根本上解决患者的消化能力。而白术则能强壮脾胃，增强脾胃的消化与吸收能力，从根本上改善患者的消化功能，属于治本之品。总的来讲，白术与消食药的关系，实际上是"渔"与"鱼"的关系。

二是白术所含的苍术酮、苍术醇等具有燥湿利水作用，能够消除黏膜水肿，使胃肠道多余的"水"重新回到血液循环，恢复胃肠黏膜的正常功能。因胃肠道黏膜水肿，整个消化道黏膜分泌物都增多，舌的分泌物也就增多，从而表现为腻苔，所以，苔腻者最适宜于白术。

中医的脾，具有西医学的胃肠道功能，脾的特点是喜燥而恶湿，因白术既能够增强脾胃的消化能力，又具有燥湿之功，故称白术为健脾之首选药。具有类似作用的药物还有茯苓，既能健脾，又能利湿。所以，白术常与茯苓同用，如五苓散、苓桂术甘汤、四君子汤、参苓白术散等，均含二者的配伍。

2. 利水消肿

白术的利水之功，在古籍本草中多有记载，如《新修本草》及《日华子本草》均载"利小便"，《名医别录》以之"消痰水"，《本草衍义补遗》谓之"能消虚痰"。本品既能补气健脾，又能燥湿利水，为治痰饮、水肿之良药。用治水湿内停之水肿、口渴、汗多、泄泻等，配伍茯苓、猪苓等，如五苓散；用治阳虚水肿，配伍附子、生姜等，如真武汤，不管是肾炎水肿，还是肝硬化腹水，证属阳虚水泛者，均可使用本方；用治脾虚失运之痰饮，与桂枝、茯苓、甘草同用，即苓桂术甘汤。以上三方来自《伤寒论》，均为临床常用方剂。

药理研究证实，白术的主要活性成分为苍术酮，能强烈抑制 $Na^+ - K^+ - ATP$ 酶的活性，从而表现出强大而持久的利尿作用。张仲景早已认识到了白术的利尿作用，所以，五苓散、真武汤等利水方，都离不开本品作用的支持。

分析白术利水而治疗水肿的机理，笔者认为至少有这两个方面，一方面，是它具有直接的利水作用；另一方面，它通过增强胃肠道的消化机能，加快蛋白质的合成，增强了胶体渗透压，使组织中过多的水分重新进入血液循环，再通过肾脏排出体外。

当然，白术的利水作用，也可以用于迷路水肿，其在发作时，表现为天旋地转、呕吐剧烈、面色苍白、汗出肢冷、血压下降等，可选用《金匮要略》之泽泻汤，由泽泻五两、白术二两组成，方中泽泻与白术都能利水，从而减轻迷路水肿。

3. 益卫固表

《本经》明确提出白术"止汗"，《本草衍义补遗》谓之"有汗则止，无汗能发"，《备急千金要方》用之治自汗不止，单用白术末内服。本品能补脾益气，培土生金而益气固表止汗，用治气虚自汗、易于感冒等，必配伍黄芪，再加防风，即玉屏风散，能够提高机体免疫力，疗效确切。

白术与黄芪均能益卫固表，然则机理不同。白术通过增强胃肠道的消化与吸收功能，间接增加了人体白蛋白的含量，增强了机体的抵抗力；而黄芪则是通过肝脏合成白蛋白，增加蛋白质的含量，直接提高了机体的免疫力。二者的关系，也就是"渔"与"鱼"的关系。

4. 量大通便

白术的通便之功，在古代医籍中未见记载，在20世纪70年代开始认识到白术的通便之功，白术富含油脂，能够润肠通便。不过，便秘的种类较多，按便质而分，有便干者，也有大便不干但排便困难者。前者多为实证，当用芒硝、大黄等泻下通便之品；后者多见于年轻女性，多为气虚无力排便所致，治疗上当以益气通便为法，因白术既能益气，也能润肠通便，故白术为首选药。笔者治疗气虚便秘，症见大便不干，常在三五日排便一次，排便困难，腹部难受等，多用补中益气汤配伍枳实，方中白术须生用，而且要重用，须在30g以上，有时达120g，疗效满意。

生白术通便的功效已为临床证实，而其作用机理，笔者推测与其所含的挥发油有关，用量越大，其挥发油就越多，其通便效果就越好，反之，其通便作用则不明显。而且，炒白术具有止泻作用，说明白术经过炒制以后，所含挥发油丢失，也就不再具有通便作用了。

总之，现在大多医家认为，白术归脾、胃经，脾胃是机体能量的来源，历代医家都非常重视脾胃的运化。比如张仲景非常重视脾胃的功能，小柴胡汤、旋覆代赭汤、半夏泻心汤等方都配伍人参、炙甘草、大枣等以健脾养胃。至金代李东垣对脾胃的重视达到了顶峰，其著《脾胃论》一书，即是明证。

而西医学不甚重视脾胃，肿瘤患者就是活生生的例子。此类患者经过手术、化疗、放疗之后，胃口急剧下降，体重明显减轻，体质迅速恶化，说明患者的胃口衰败，而患者死亡时所下的诊断无非就是肝衰竭、肾衰竭、呼吸衰竭等，而未曾听说过有一例患者出现胃肠道功能衰竭的，更不用谈重视脾胃。所以说，西医是治人的病，而中医是治病的人。简言之，西医治病，中医治人。

【案例讨论】

1. 桂枝人参汤治疗纳呆体瘦案

苗某，男，20岁，身高184cm，体重53kg，长方脸，面色萎黄，2017年4月26日初诊。

患者自述初三时因纳呆、频繁腹泻去医院检查，确诊为慢性胃炎。6年多来，时好时坏，但体重一直未增。刻诊：纳呆，饮食稍有不慎，则出现胃胀、腹泻，偶尔吐酸，不敢吃凉东西，畏寒明显，无汗出，即便夏天也汗出不多，无口苦，无口干，咽喉正常，腹直肌紧张，舌质淡，苔水滑，脉细弱。处以人参汤：人参10g，干姜15g，炒白术15g，炙甘草15g。7剂，颗粒剂，分2

次冲服，每日 1 剂。

5 月 9 日二诊，患者反馈，疗效一般，遂改为桂枝人参汤原方，即上方加肉桂 10g，续服 7 剂。

7 月 20 日三诊，患者反馈，上药疗效显著，服药后腹泻已无，饮食增加，但体重未增。又因食凉饭，腹泻反复。要求继续服药 20 剂以巩固疗效。

按：《伤寒论》第 163 条："太阳病，外证未除，而数下之，遂协热而利，利下不止，心下痞硬，表里不解者，桂枝人参汤主之。"

由此可以看出，桂枝人参汤主治证有二：即利下不止与心下痞硬。该患者的表现紧扣条文，频繁腹泻即利下不止，腹直肌紧张即心下痞硬，方证对应，故与桂枝人参汤。

患者初诊时，笔者认定是人参汤证，与人参汤原方，此后笔者又坚定给予人参汤加肉桂，即桂枝加人参汤，是因为患者服前药时间较短，故 7 剂药后并未表现出应有的效果。随着服药时间的延长，药物逐渐发挥出了作用。

人参汤由人参、白术、干姜、甘草组成，为丸即理中丸，方中人参、白术均能够增强脾胃的消化功能，干姜能够温中止泻，再加肉桂以增强干姜的温中之功。

2. 五苓散治疗药后腹泻案

王某，女，60 岁，身材瘦小，面色黄白而润泽。干燥综合征病史 10 余年。2016 年 10 月 31 日求诊。

2015 年 5 月，患者因干燥综合征复发求治，笔者以小柴胡汤合当归芍药散加味治之，疗效尚属满意，类风湿因子控制在 80U 以下，血沉也控制良好，在正常范围之内。笔者于 2016 年 8 月因工作变动与患者失去联系，而患者于当年 10 月份求治于某医，某医给予大柴胡汤合当归芍药散加减，患者出现腹泻，某医又于方中加用黄连 10g 治之，腹泻仍不止。患者求诊时，已腹泻近 1 月。患者从网上看到炖牛肉等喝汤大补，于是喝汤，也出现腹泻。现正在服某医开的汤药，方含黄连 10g，无大黄等泻下药。现每天腹泻 3～4 次，有时质稀如水，无腹痛，无肠鸣，双手背肿胀、疼痛，双下肢不肿，项背强直感，但转动比较灵活，纳可，眠可，口干不明显，扁桃体肿大，但不红，小便无异常，舌苔薄白，脉弱。

处以五苓散原方：茯苓 90g，猪苓 90g，白术 90g，泽泻 150g，桂枝 60g。共为细末，每服 10g，温开水送下，日 3 服。

11 月 4 日回访，服药 2 日腹泻即止，服药 5 日手背肿胀减轻。嘱药继服。

按：药源性疾病指在药物使用过程中，通过各种途径进入人体后诱发的生理生化过程紊乱、结构变化等异常反应或疾病，往往是药物不良反应的后果。

百姓普遍认为中药的毒副作用小，甚至没有毒副作用，对此，我颇不赞同。试问巴豆的毒副作用小吗？砒霜没有毒性吗？人参应用不当同样会产生副作用。临床有报道，人参有过敏者，有应用不当而致失眠者，有流鼻血者，都是人参副作用的表现。

该病例显然是误服清热药而致的腹泻。

本来患者没有腹泻，而医者将干燥综合征误诊为热证，故用大柴胡汤合当归芍药散，患者出现脾胃虚寒性腹泻。而医者认为是湿热腹泻，故又加用黄连，犯了"虚虚实实"之戒。患者就诊时表现为腹泻，甚至质稀如水，无肠鸣，显然是水湿内停，再加上双手背肿胀，更进一步确定了水湿内停的存在，故与五苓散原方，如桴鼓之效。

3. 大剂量白术通便案

张某，女，59 岁，身高 161cm，体重 62kg。

2015 年 5 月，患者在住院期间为其会诊，主诉是失眠，用大柴胡汤加味治之，失眠很快好转，遂对笔者信任有加。其实该患者住院期间已患慢性肾炎，后找笔者治疗，情况逐渐好转，现在仍在治疗期间，尿蛋白（±），下肢无水肿，基本治愈。

患者有严重便干、便秘 20 多年，平时都以开塞露、乳果糖等治疗，严重时曾服番泻叶。笔者开始治以生大黄 5～10g，大便尚能通下，但笔者认为，大黄不能长期应用。2017 年 5 月 7 日，患者再次来诊，笔者治以生白术 30g 等药，通便的效果并不明显。

5 月 21 日，患者再次来诊，腹胀、大便干结难下，曾用过开塞露，遂疏方四逆散加味：柴胡 15g，生甘草 20g，党参 30g，生白术 80g，枳实 15g，生白芍 80g，生山药 30g，水蛭 8g。煎服，每日 1 剂，12 剂。

5 月 30 日，患者反馈，大便尚可，自从服药以来，到现在没用开塞露。遂减生白术为 30g，大便又不通畅。后又改为 80g，大便即无障碍。

按：难治性便秘，实在难治得很，该案即为一例。

临床所见，便秘者不一定便干。大便干结者，一般属实；大便不干而难下者，虚者居多。

该患者长期便秘，大便干结，长期应用泻药容易出现结肠黑变病，故笔者给予患者一定时间的生大黄后，向患者说明情况，不再建议使用大黄制剂，而代之以大剂量的生白术、生白芍。从临床表现来看，患者服用大剂量的生白术、生白芍是有效的，但可能患者患病日久，也可能已经出现结肠黑变病，故停药后大便依然如故。这是笔者遇到过的最难治的便秘患者。

【其他】

白术的用法有两种，即生用与炒用。其用量相差悬殊，6～60g不等。通便时须生用、重用，甚至有时达120～150g；而止泻、健脾时，宜炒用，用量一般不超过30g。

28. 甘草

——天然激素

【来源】

甘草首载于《本经》，其曰："主五脏六腑寒热邪气，坚筋骨，长肌肉，倍力，金创肿，解毒，久服轻身延年。"其为豆科植物甘草、胀果甘草或光果甘草的干燥根及根茎，内蒙古产者为道地药材，以外皮细紧、色红棕、质坚实、断面黄白色、粉性足、味甜者为佳，故又称甜草。生用偏凉，长于清热解毒，祛痰止咳；蜜炙偏温，长于补气。因甘草能够调和药性。为临床最常用之品，故有国老之称。

【传统表述】

甘草味甘性平，归心、肺、脾、胃经。它能够补脾益气、祛痰止咳、缓急止痛、清热解毒、调和药性。主要用于：①气血不足之心动悸、脉结代，配伍人参、桂枝等，如炙甘草汤；还可用于脾胃气虚之纳呆、乏力等，配伍人参、白术等，如四君子汤。②各种咳嗽，如风寒咳嗽，配伍麻黄、杏仁，即三拗汤；风热咳嗽，配伍桑叶、菊花等，如桑菊饮；风燥咳嗽，配伍杏仁、紫苏叶等，如杏苏散；痰饮咳嗽，配伍半夏、细辛等，如小青龙汤。③脘腹疼痛及小腿抽筋，配伍白芍，即芍药甘草汤。④热毒证及食物中毒，本品可以用于热毒证，但须与金银花等清热解毒药同用，如仙方活命饮；可以解救食物中毒，用本品煎汤灌服，有一定的解毒作用。⑤用作调和药，这是绝大多数方剂中甘草的作用。

【药理分析】

1. 类肾上腺皮质激素样作用

甘草在《本经》中"主五脏六腑寒热邪气"，五脏六腑，说明其使用范围极广。《药性论》载之"补益五脏"，《日华子本草》以之"补五劳七伤，（治）一切虚损"，可见，有的医家说甘草归十二经，一点也不为过。

药理研究发现，甘草所含的甘草酸等成分具有类肾上腺皮质激素样作用。激素的使用范围相当广，如发热类疾病如感冒发热、不明原因的发热，呼吸系统疾病如肺炎、支气管炎、支气管哮喘，泌尿系统疾病如慢性肾炎、紫癜性肾炎，骨关节病如风湿性关节炎、类风湿关节炎，皮肤科疾病如银屑病、湿疹，与免疫相关的疾病如强直性脊柱炎、红斑狼疮等，都可以使用激素。

《伤寒论》麻黄汤、大青龙汤等可以治疗风寒发热，方中甘草的主要功效不是调和，而是发挥激素样的作用。小柴胡汤治疗与免疫有关的疾病最为有效，方中甘草也是激素样作用。治疗咽喉肿痛的桔梗汤，由桔梗一两、甘草二两组成，若说甘草调和药性，请问甘草调和哪些药物的药性？还有，调和药性的用量一般都比较小，但方中的甘草用量是二两。

激素还有一个很重要的作用是抗炎。《本经》所载甘草主"金创肿"，是外伤所致的局部感染，以红、肿、热、痛为主要临床特点。对于局部感染性炎症，西医除了抗生素外，激素也常常是他们手中的一张王牌。

纵观后世中医治疗感染性疾病的方剂如仙方活命饮、清瘟败毒饮、加味桔梗汤等方，均含甘草，把甘草当作激素来使用，也就不难理解了。

笔者虽然称甘草为天然激素，但因为用量较小，而且疗程较短，甘草制剂能够发挥激素样的作用，但一般不会出现激素样的副作用。

激素样的副作用为满月脸、水牛背，即向心性肥胖，也就是说激素具有同化作用。而《本经》载甘草"坚筋骨，长肌肉，倍力"，《药性集要》载之"生肌肉，养阴血"，说明甘草对机体具有同化作用，因为只有同化作用，才能长"肉"。

2. 盐皮质激素样作用

药理研究发现，激素的副作用是容易引起水钠潴留而出现水肿，所以治疗水湿内停的方剂一般不用甘草，如五苓散、真武汤、猪苓汤等均不含甘草。

但越婢汤、越婢加术汤均含甘草，分别治疗风水水肿、一身面目黄肿，相当于急性肾炎。治疗此类疾病，西医不仅用激素，而且要大量用，以求在短期内迅速控制病情。

防己黄芪汤主治"风水，脉浮身重，汗出恶风"，虽然主治风水，但从"身重"一语可以推测，患者周身浮肿明显，当属于慢性肾炎急性发作，方中虽然含甘草，但方中也用了黄芪，甘草具有同化作用，而黄芪具有异化作用。不会因为用了甘草而出现水肿，而且黄芪具有利水作用。

正是因为甘草抗利尿作用，从而呈现出盐皮质激素样作用。盐皮质激素的主要生理作用是维持人体内水和电解质的平衡。可以说，几乎人体内所有的生命活动都在"水"中进行，并通过

"水"进行新陈代谢。因此，保持体液量的衡定及细胞内、外液的交换意义十分重大。

张仲景也发现，保持体内水液相对平衡对人体的健康至关重要，故每于汗、吐、下法而丢失了大量的体液之后，往往给予含甘草的方剂，是不难理解的。如治"伤寒中风，医反下之"之后出现"腹中雷鸣，心下痞硬而满，干呕心烦不得安"之甘草泻心汤，"伤寒发汗，若吐若下，解后，心下痞硬，噫气不除"之旋覆代赭汤，"太阳病，桂枝证，医反下之，利遂不止"之葛根黄芩黄连汤，而桂枝甘草汤主治"发汗过多，其人叉手自冒心，心下悸，欲得按"等，以上方剂均含甘草。

同时，由于疾病本身的原因而出现的多汗、腹泻等体液丢失过多的症状，张仲景也必用甘草，如白虎加人参汤主治"伤寒，无大热，口燥渴，心烦，背微恶寒"，"少阴病，下利清谷，里寒外热，手足厥逆，脉微欲绝"之通脉四逆汤证，"霍乱，头痛发热，身疼痛……寒多不用水者"之理中丸证等。

3. 祛痰止咳

虽未曾查找到有关甘草祛痰止咳的古籍文献，但《伤寒论》及《金匮要略》中有关治疗咳喘的含甘草的方剂比较多，如小青龙汤主治寒饮咳喘，麻黄杏仁甘草石膏汤主治肺热咳喘。治疗咳喘，没用甘草的方子也比较多，如主治"咳而上气，喉中水鸡声"之射干麻黄汤，主治"咳而脉浮"之厚朴麻黄汤，主治"咳逆上气，时时吐唾浊，但坐不得眠"之皂荚丸等。

通过分析，张仲景似乎对甘草祛痰止咳作用并不十分重视。但后世治疗咳喘的方剂基本含有甘草，如止嗽散、苏子降气汤、定喘汤、百合固金汤、杏苏散等。

现代临床对甘草的祛痰止咳作用更为重视，从甘草当中提取甘草流浸膏，再配伍阿片粉、樟脑、八角茴香油等制成的复方甘草片，临床使用的频率还是比较高的。

4. 解毒

《本经》最早提出甘草能够"解毒"，但能够解食物中毒，还是药物中毒，书中未提。《名医别录》则明确本品"解百药毒"，提出解除的是药物之毒。《药性论》也提到甘草能够"制诸药毒"，说明甘草能够解百药之毒。现在临床上在使用有毒性的药物时，大多使用甘草来解毒，或在药物的炮制时使用甘草水进行加工。

附子有毒，临床在使用附子时必须进行炮制后，方可入药，虽然《伤寒论》在回阳救逆时用生附子，但现在一般不主张附子生用。药理研究发现，附子与甘草同煎，能够使附子的毒性降低。所以，四逆汤用附子与甘草同煎。

吴茱萸有小毒，经甘草水浸泡后再炒制，所制吴萸毒性大大降低。药理研究发现，甘草所含的甘草酸，能够与吴茱萸所含的碱相结合，这是其降毒的机理所在。

那么临床为什么一定要使用有毒性的药物呢？这是因为只有某些有毒性的药物才能够发挥应有的作用。如研究发现，附子具有强心作用，而且力量强大，在强心时必须用之，其他的药物不能代替。

【案例讨论】

1. 桔梗汤加金银花治疗眼部感染案

徐某，男，53 岁，形体偏胖，2017 年 1 月 13 日诊治。

自述 2017 年 1 月 7 日（星期六）因工作不顺利而心情不畅，

不得发泄，当天即感左眼不适，但仍然坚持工作。第二天找某眼科老师诊治，某眼科老师诊为麦粒肿，予疏通法治疗一次。

患者于 1 月 9 日病情加剧，左眼睑下部红肿热痛明显，遂去某区中医院诊治，某医因局部感染建议手术引流，并输液治疗，患者于手术后静脉点滴抗生素＋激素，输液 4 天，仍不见好转，遂联系笔者诊治。

2017 年 1 月 13 日下午 2 点，诊见患者左眼用纱布包扎，未得诊视，现每天换药 1 次，鼻头部红肿发亮，但无白头，自述发硬，口不干不苦，手足温，纳眠可，二便调，舌苔薄白，脉弦滑有力。患者要求在输液的同时，进行中药治疗。遂疏桔梗汤加金银花：金银花60g，桔梗20g，甘草30g。3 剂，煎服，每日 1 剂。

服药 1 剂，鼻头即发软，服药 3 剂，基本痊愈。2017 年 1 月 21 日电话询问，患者已经撤去包扎的纱布，外表已经看不出痕迹。得知患者服用新磺片已达 10 余日，嘱其可停药，不必担心复发。

按：西医学有那么多的抗生素可供选用，对于急性感染性疾病的控制已经达到了炉火纯青的地步，使得中医在急性感染方面失去了阵地。所以，人们普遍认为，中医的优势在慢性病，如慢性支气管感染、慢性胃炎、慢性结肠炎等。而对于急性病，还得看西医。

中医治疗急性病真的不行吗？这一案例就生动形象地给那些人好好地上了一课。中医治疗急性感染，不仅行，而且疗效确切。凡是认为中医不行的伪中医们，真的该回去好好学习。

本案例局部红肿热痛明显，属于阳证疮疡，治以清热解毒，五味消毒饮、普济消毒饮等都是对证之方。但笔者为了观察金银花的清热解毒效果选用金银花，清热解毒不就是西医学谓之抗感染吗？但金银花用量一定要足，所以要重用。加用甘草，是因为其具有激素样作用。西医在抗感染时，不就是抗生素＋激素吗？加用桔梗是为了排脓。结果，这次脓未排出，全部消退。如果下次遇阳证疮疡的患者，笔者欲直接抗生素＋激素，也就是用大剂量的金银花＋甘草，以验证思路是否正确。

2. 大剂量金银花为主治疗急性阑尾炎案

侄女今年 14 岁，身高 163cm，体重 48kg，于 2017 年 7 月 28 日以腹部疼痛而电话问诊。担心侄女表达不清，嘱其父按其腹部，上腹部有压痛，脐周不痛，可能与吃冷物有关，加上大便稀溏，嘱服藿香正气水，每次 2 支，每日 3 次，服 1 天以观察。

7 月 29 日，服完藿香正气水后，胃痛消失，嘱再服藿香正气水 1 支，每日 3 次，喝 1 天以巩固疗效。

7 月 30 日一早，侄女腹痛难忍，遂去医院检查，医生说可能是阑尾炎，嘱做 B 超以确诊，半小时后电话告知笔者：急性阑尾炎初期。医生征求家属意见，欲行手术，或是保守治疗。因为是家人，所以直接开中药处方：金银花 60g，连翘 30g，生白芍 30g，甘草 15g，生大黄 10g，槟榔 15g。每日 1 剂，煎服，不拘时服，嘱买 2 剂，以观察疗效。

当天中午即煎中药，侄女服用 1/3，频频恶心欲吐，嘱加生姜汁适量兑服。晚饭前又服用 1/3，晚上睡觉前又将剩余的药喝掉，最后一次药后，竟全部吐出。今日大便全是稀便。

7 月 31 日，嘱上药加生姜 50g，再煎煮，服第 2 剂药，侄女未再出现呕吐。言大便稀溏，舌苔薄白。

8 月 1 日，腹痛未作，询问中药是否继服。嘱去掉大黄，再服 2 剂以巩固疗效。

8 月 3 日，侄女去医院做 B 超复查，言其阑尾良好，嘱停药。就这样，侄女的急性阑尾炎在笔者的 4 剂药后得以治愈。

按：急性阑尾炎，笔者没有治疗经验，但不代表其发病率不高。由于受到西医学的影响，一旦患有急性阑尾炎这种急性病，人们普遍选择手术，即便不选择手术的患者，人们也不会选择中医，而选择输液治疗，认为还是西医治愈的快。

中医认为，金银花、连翘能够清热解毒，白芍合甘草而成芍药甘草汤，具有缓急止痛作用，生大黄能够泻热通便，槟榔能够行气以消除胀满。诸药合用，共奏清热解毒，缓急止痛，消胀通便之功。

从西医来解释，金银花、连翘等抗菌消炎，加甘草的目的是因为其具有激素样作用，加生白芍以止腹痛，为了通腑泻热而加生大黄，加槟榔是为了理气。

3. 炙甘草汤治疗心律失常案

王某，男，84岁，离休干部，身高167cm，体重65kg，气色红润，身体硬朗，步履稳健，活动灵便，耳不聋，眼不花，经常骑自行车逛市场。有白内障病史，已手术治愈。

近期体检：血脂偏高，窦性心律不齐，慢性前列腺增生，肝囊肿2处，血压不高。

患者于半年前出现心律失常，常服宁心宝胶囊、稳心颗粒、生脉饮口服液等，时有缓解，未治愈。遂找某中医诊治，某医给予西洋参、人参等治疗，未见效果。2016年7月11日找笔者诊治。

刻诊：心律失常，每分钟早搏多达10余次，但脉搏较有力，舌无青紫、瘀斑瘀点，口唇发暗。患者有早睡早起的习惯，每天晚上7点前入睡，夜间起夜2~3次，清晨2点醒来，以后的时间处于犯迷糊、半睡半醒状态。即便在冬季，早饭也常在5~6点食用。超过晚7点睡觉，则整夜睡不安宁。患者无胸闷胸痛、心悸、汗出、畏风、畏寒，大便正常，体力很好。

据证给予血府逐瘀汤加味：柴胡 15g，枳壳 15g，赤芍 15g，甘草 10g，桃仁 15g，红花 15g，当归 10g，川芎 15g，生地黄 15g，怀牛膝 20g，桔梗 5g，生石膏 30g，西洋参 10g，麦冬 20g，五味子 10g。7 剂，煎服，每日 1 剂。

7 月 18 日二诊：患者脉律较规整，每分钟早搏 2 次，效不更方，继服。此后根据情况加减，有时加大石膏的用量，有时以丹参代替西洋参，患者间断服药至 11 月 18 日，有效，但总不能消除心律失常。

故于 11 月 19 日再次来诊，除心律不规整外，患者没有其他心胸不适表现，症状如前。遂改变诊治思路，考虑为炙甘草汤证，处炙甘草汤原方：炙甘草 40g，党参 20g，桂枝 30g，麦冬 20g，生地 100g，阿胶 10g（烊），火麻仁 10g，生姜 40g，大枣 50g。7 剂，加即墨黄酒半瓶，煎服，日 1 剂。

11 月 26 日再诊：脉律规整而有力，嘱停药观察。

12 月 4 日，患者又出现心律不齐，虽无早搏，但脉搏强弱不等，嘱继服原方。12 月 11 日，脉律规律而有力，呈现滑脉。12 月 17 日，脉律规整，治愈。

按：《伤寒论》第 177 条："伤寒，脉结代，心动悸，炙甘草汤主之。"这是《伤寒论》对脉结代诊治之论述。

然该患者初得心律不齐时，既无感冒等伤寒之表现，又无胸闷心慌等症状，仅有心律不齐，概不符合炙甘草汤方证。根据其口唇发暗，而判定有瘀血，故与血府逐瘀汤加味治之，加用生脉散的目的是为了治疗心律失常。

因患者炙甘草汤证症状不甚明显，脉律有好转趋势，故患者间断服用血府逐瘀汤加味较长时间仍然没有治愈。遂改变治疗思路，仍按《伤寒论》之思路治之，没想到疗效显著，又巩固 1

周，遂治愈。

【其他】

甘草有生、炙两种用法，一般认为炙甘草能够补气，而生甘草的应用较广，除补气外的其他方面都可以应用。

甘草的用量为 5～30g。最大用量在炙甘草汤中，用量四两，相当于 60g，不过，笔者尚未有用 60g 的经验。

没有喝过中药的人，一般认为中药都是苦的，很难喝。中药并不都是苦的，而且苦的中药不一定难喝；中药也有甜的，但甜的中药也不一定好喝，如方中用甘草的量比较大，这剂药有一股甜甜的味道，长期服用，会产生恶心，甚至呕吐。

笔者于 1996 年夏天患银屑病，期间反复发作，治疗多次始终未完全治愈，感觉此病很棘手。从 2009 年之后，因为症状不重，所以没有再进行治疗。说来也怪，此病往往在夏天时缓解，而冬天则逐渐加重。

2014 年笔者开始喝白酒，也没有对银屑病进行任何治疗，仍然表现为冬重夏轻的规律，至 2017 年 6 月病情逐渐加重，处于进展期。7 月 1 日，瘙痒剧烈，前半夜明显，给予中药治疗：乌梢蛇 30g，苦参 20g，地肤子 15g，白鲜皮 15g，当归 15g，生黄芪 30g。20 剂，颗粒剂，每日 1 剂。

2017 年 7 月 19 日，服完 20 剂，恰逢天气炎热，出汗较多，病情很快得到控制，遂改处方：生地黄 15g，牡丹皮 15g，赤芍 15g，玄参 15g，炒蒺藜 15g，乌梢蛇 15g，紫草 15g，生黄芪 20g，桂枝 5g，生甘草 20g。10 剂，颗粒剂，每日 1 剂。

服至第 6 剂，即 7 月 25 日晨，妻子告诉我，说我的眼睛有点肿，自己查看，是有点肿，没太在意，我知道这是大剂量使用甘草的结果。7月31日中午，我坐车回学校，在等车的过程中，一位老师说我的眼有点肿，问我是否刚睡醒，我含糊其辞。

　　这说明，大剂量的甘草确实能够引起水钠潴留，怪不得张仲景用甘草，多配伍茯苓、白术等利水药。

29. 芍药
——芍药苷能够解痉止痛

【来源】

芍药首载于《本经》，其曰："味苦平。主邪气腹痛，除血痹，破坚积，寒热疝瘕，止痛，利小便，益气。"晋代陶弘景开始将芍药分为白芍与赤芍，在现行《中药学》教材中分得很清楚，白芍属于补血药，赤芍属于清热凉血药，是两种截然不同的药物。

白芍为毛茛科多年生草本植物芍药的干燥根，以根粗、坚实、无白心或裂隙者为佳；赤芍为毛茛科多年生草本植物赤芍或川赤芍的干燥根，以条粗长、断面粉白色、粉性大者为佳。

这两种药物虽然名称不同，分属于不同种类的药材。然而药理研究却发现，二者化学成分都是芍药苷，故其药理作用应该是一致的。

【传统表述】

白芍苦酸微寒，归肝、脾经，能够养血益阴，止痛。其主治：①肝血不足之眩晕、崩漏等，与熟地黄、当归等同用，如四物汤；②肝阴不足、肝阳上亢之头痛、眩晕，配伍牛膝、龙骨等，如镇肝息风汤；③脘腹疼痛、四肢挛急疼痛等，常与甘草同用，如芍药甘草汤。

赤芍味苦微寒，归肝经，能够清热凉血，祛瘀止痛。其主治：①温毒发斑、血热吐衄等，常与生地黄、牡丹皮等配伍。②血瘀气滞之胸痛，配伍桃仁、柴胡等，如血府逐瘀汤。③血滞痛经，配伍当归、川芎等，如少腹逐瘀汤。

【药理分析】

无论是赤芍，还是白芍，均含芍药苷，能够缓解人体大部分的平滑肌、骨骼肌的痉挛，这是其止痛的机理所在。芍药能够止痛。早在《本经》中即有记录。

1. 止腿痛

《伤寒论》第29条："伤寒，脉浮，自汗出，小便数，心烦，微恶寒，脚挛急，反与桂枝汤欲攻其表，此误也。得之便厥，咽中干，烦躁吐逆者，作甘草干姜汤与之，以复其阳。若厥愈足温者，更作芍药甘草汤与之，其脚即伸。"服用芍药甘草汤之后"其脚即伸"，说明芍药甘草汤具有缓解其"脚"肌肉痉挛的作用。过去的"脚"，相当于现在的小腿。芍药甘草汤由芍药、炙甘草各四两组成，其中芍药所含的芍药苷具有缓解腓肠肌痉挛的功能，从而具有止痛作用。

原文中的"脚"，不单单指的是小腿，应该包括整个下肢，其范围甚至延伸至腰部，凡是腿脚软弱无力，行走困难，或小腿屈伸不利，或经常出现下肢肌肉痉挛、疼痛，或腰背酸痛麻木、俯仰不能自如等，都是"脚挛急"的范围。而小腿抽筋则是"脚挛急"的典型表现。

我的老师黄煌先生创四味健步汤，由芍药、牛膝、丹参、石斛组成，凡下肢瘀血所致腰腿疼痛、行走困难等，均可选用本方。笔者临床上经常用其治疗各种腰痛、膝关节疼痛、膝关节骨质增生等病证。无论何种病证，凡在临床上问及下肢经常抽筋、经常疼痛者，必用芍药，"效如桴鼓"绝非虚语。大便干结者，用量要大，有时达200g；大便溏者，用量不宜大，一般在20g以下，而且宜炒用。

2. 止腹痛

《本经》首次明确提出芍药能够"止痛"，主"腹痛"，《名医别录》主"腹痛，腰痛"，《药性论》主"腹中疗痛"。此外，《伤寒论》第100条载小建中汤主治"腹中急痛"，《金匮要略》之小建中汤主治"虚劳里急，悸，衄，腹中痛"以及"四肢酸疼"，《伤寒论》之桂枝加芍药汤主治"因而腹满时痛"，小柴胡汤方后注云"若腹中痛者，去黄芩，加芍药三两"，四逆汤主治"或腹中痛"等。都说明芍药具有缓解胃肠平滑肌肌肉痉挛而具有止痛作用。

从以上引用的方剂来看，芍药所治的腹痛，大都表现为腹痛绵绵，时作时休，喜温喜按等特点，也就是虚寒性腹痛。

那么，对于疼痛拒按的实痛，可不可以用芍药呢？回答是肯定的。

比如《伤寒论》之黄芩汤，虽然原文没有指出患者有腹痛，方中含有芍药，就是为腹痛而设，黄芩能够清热燥湿止痢，大枣、甘草能够调和诸药。从现代医学的角度来看，黄芩能够抗菌消炎，杀灭肠道内的致病菌；芍药能够缓解肠道平滑肌的痉挛，是止痛药；甘草具有类肾上腺皮质激素样作用，能够抗菌、抗炎、抗感染，并能够缓解平滑肌痉挛；大枣能够增加胃肠黏液、修复胃肠损伤，并能够补充能量。综上所述，本方能够抗感染、缓解平滑肌痉挛，并且能够保护胃肠黏膜。诸药合用，类似于西医抗菌消炎加止痛剂。其疼痛的性质是实痛，疼痛拒按，而大便泻下不爽，或伴有发热，或伴有里急后重等。

而对于重证痢疾，就不能单纯使用黄芩汤了，还要配伍通腑的大黄、清热燥湿止痢的黄连、调气的槟榔与木香、调血的当归等，如此组方《素问病机气宜保命集》之芍药汤，其主治更为明确，即湿热痢疾之重证。方中芍药的作用仍然是缓急止腹痛。

此外，小腹痛也属于腹痛的范畴，痛经的患者常常表现为小腹剧痛或胀痛，并伴有月经色暗而有血块等，桂枝茯苓丸是对证之方。

3. 止胁痛

《伤寒论》第103条之大柴胡汤主治"呕不止，心下急"，心下急，即心下及胁腹部拘急、疼痛剧烈而拒按。从证的角度来分析，大柴胡汤主治少阳阳明合病，少阳病主要表现有寒热往来、胸胁苦满、口苦、咽干等，阳明病主要表现有大便秘结或溏而不爽、脘腹胀满等。从主治疾病谱来讲，胆胰系统疾病最常见于大柴胡汤证。其中，胆囊炎、胆结石、急性与慢性胰腺炎等病最常用本方。

胆囊炎、胆结石的疼痛，常见于胃脘疼痛而拒按，有的表现为胆囊部位疼痛，其疼痛重者可能会放射至右后背。其痛的机理，一方面，由于胆结石、胆囊炎所产生的慢性炎症对胆道的刺激作用；另一方面，由于胆道平滑肌受刺激产生挛缩，从而产生疼痛。芍药能够缓解胆道平滑肌痉挛而呈现明显的止痛作用。

急性与慢性胰腺炎，由于胰腺管的开口与胆道的开口同处于十二指肠，临床表现为胃脘部剧烈疼痛而拒按，起始于中上腹，也可偏重于右上腹或左上腹，放射至背部，累及全胰则呈腰带状向腰背部放射痛。其疼痛的机理是，一方面胰腺的急性与慢性炎症对胰腺的刺激作用；另一方面，肿胀的胰腺对周围组织的牵涉作用。芍药止痛的机理，不在于芍药具有抗菌消炎作用，而在于它能够直接缓解平滑肌的痉挛。

大柴胡汤重用柴胡半斤并配伍黄芩三两以抗菌消炎，重用半夏半升、生姜五两能够止呕，芍药能够缓急止痛，大黄能够通腑利胆，枳实能够理气消胀满。诸药合用，相当于西医的消炎药＋止呕药＋止痛药＋利胆药＋胃肠动力药。可见，大柴胡汤一方多用，囊括了西医的对症处理。

4. 缓解颈部肌肉痉挛

《伤寒论》之桂枝加葛根汤主治"太阳病，项背强几几，反汗出恶风"，葛根汤主治"太阳病，项背强几几，无汗恶风"，其中，方中的葛根能够促进局部的血流，改善颈部的血液循环。而方中的芍药也能够缓解颈项部的肌肉痉挛，对项背强痛具有改善作用。治疗颈椎病，除了大剂量应用葛根外，芍药的作用也不容小觑。笔者的经验是，对于大便正常者，可用芍药 20～30g；对于便溏者，则用量较小；而对于大便干结者，非大剂量不可，常用至 80～120g，甚至更大。

5. 重用芍药治疗三叉神经痛

三叉神经痛是最常见的脑神经疾病，以一侧面部三叉神经分布区内反复发作的阵发性剧烈疼痛为主要表现，有"天下第一痛"之称。其患者中女性略多于男性，发病率可随年龄增长而升高。三叉神经痛多发生于 40 岁以上的中老年人，右侧多于左侧。其发病特点是：在头面部三叉神经分布区域内，骤发骤停，出现闪电样、刀割样、烧灼样、顽固性、难以忍受的剧烈性疼痛，说话、洗脸、刷牙或微风拂面，甚至走路时都会导致阵发性的剧烈疼痛。疼痛历时数秒或数分钟，呈周期性发作，发作间歇期同正常人一样，无任何痛苦。

三叉神经痛的发作，由面部、口腔或下颌的某一点开始扩散到三叉神经某一支或多支，以第二支、第三支发病最为常见，第一支发病者少见。其疼痛范围不超越面部中线，亦不超过三叉神经分布区域。偶尔有双侧三叉神经痛者，约占总患病人数的3%。

西医治疗三叉神经痛，除了用药物镇痛治标外，微血管减压术是医学界公认的根治该病的可行方法，该手术技术成熟，操作简单，风险较小，且效果立竿见影，罕见复发。

不过，诸多患者出于对手术畏惧而往往选择保守治疗，在长时间服用镇痛药而疼痛越发越频之时，方求助于中医治疗。

中医往往在辨证处方的基础上重用芍药，对三叉神经痛具有较强的镇痛作用，服用后能够立即缓解疼痛，减轻患者的痛苦，属于对症治标之品。

6. 缓解膈肌痉挛

膈肌痉挛，即呃逆，俗称打嗝，指气从胃中上逆于喉间，频频作声，声音急而短促，是一个生理上常见的现象，由横膈膜痉挛收缩所致。健康人也可发生一过性呃逆，多与饮食有关，特别是饮食过快、过饱、摄入寒凉的食物饮料等，外界温度变化亦可引起。

呃逆频繁或持续24小时以上，称为难治性呃逆，多见于某些疾病的伴随症状。按病变部位可分为中枢性呃逆与周围性呃逆，中枢性呃逆多见于脑肿瘤、脑血管意外、脑炎、脑膜炎等，周围性呃逆多见于纵隔肿瘤、食管炎、食管癌、胃癌等。

中医治疗呃逆，常常在辨证处方的基础上配伍芍药，因芍药能够缓解膈肌痉挛。临床上屡见报道，用血府逐瘀汤加减治疗呃逆。其原因有二，一是因为王清任在《医林改错》中明确指出血府逐瘀汤能够治疗呃逆；二是呃逆患者确有瘀血之临床表现。还要指出的是，生命垂危的患者在弥留之际，常常表现为顽固性呃逆，这是胃气衰败的表现，属于不治之症。

7. 缓解脑血管痉挛

头痛是脑血管痉挛的初期症状。大部分病人为两侧头痛，有的病人为后枕部及头顶部疼痛，还有的患者对头痛部位表述不清。头痛性质为钝痛、胀痛、压迫感、麻木感和束带样紧箍感。头痛的强度为轻度至中度。有的病人可有长年累月的持续性头痛；有的病人头痛则呈发作性，严重时发作期长于间歇期。可因激动、生气、失眠、焦虑或忧郁等因素使头痛加剧。病人常因头痛而伴有烦躁易怒、焦虑不安、心慌、恐惧、耳鸣、失眠多梦、颈部僵硬等症状。

头晕也是脑血管痉挛的显著特征。头晕呈持续性，也可以呈发作性，主要表现为旋转性眩晕，头晕发作时不敢活动，卧床不起，严重时伴恶心，或者伴随耳鸣，或有心情烦躁、焦虑、心慌、头脑不清晰等。

不管是头痛，还是头晕，患者往往伴有高血压，因血压升高而对血管产生一定的压力，患者还表现为面红目赤，相当于中医肝阳上亢的临床表现。

芍药之所以具有平肝潜阳的功效，就是因为其具有缓解脑血管痉挛的作用。通过缓解脑血管痉挛，使处于缺血缺氧状态的大脑得到足够的血氧供应，血压自然下降，这便是芍药平肝潜阳的机理所在。

8. 利小便

《伤寒论》第318条之四逆散主治"少阴病，四逆，其人或咳，或悸，或小便不利"，第 316 条之真武汤主治"少阴病，二三日不已，至四五日，腹痛，小便不利，四肢沉重疼痛"，二方组方的共同特点是都含芍药，主治的共同特点是都有小便不利。

芍药具有通利小便作用，《本经》中即有记载，芍药能够"利小便"。但是现行的教材怎么不写呢？因为，芍药没有直接的利小便作用，它是通过缓解尿道平滑肌的痉挛而间接地发挥利尿作用。比如有尿路刺激征的患者，尿路因刺激而痉挛，从而表现为尿频、尿急、尿痛等，芍药能够缓解其痉挛；再如泌尿道结石的患者，结石对泌尿道产生刺激，从而产生痉挛，表现为小便不利，芍药也能缓急止痛。笔者擅长使用四逆散治疗泌尿系感染而多次化验呈阴性者，屡用屡效。

9. 止咳平喘

小青龙汤主治"伤寒表不解，心下有水气"之外寒内饮痰喘证，小青龙加石膏汤主治"肺胀，咳而上气，烦躁而喘"，主治病证均是支气管痉挛所致的咳喘，处方中除了麻黄能够缓解支气管平滑肌痉挛外，芍药也能够缓解其痉挛，而不是传统上认为的其性酸敛，能够制药麻黄、桂枝、细辛等的辛散之性，更何况，《本经》载芍药味苦性平。

此外，百合固金汤之用芍药、养阴清肺汤之用芍药，均是取其缓解支气管平滑肌痉挛的作用。

【案例讨论】

1. 桂枝茯苓丸加味治疗膝关节骨质增生案

王某，女，53 岁，形体胖壮，2012 年 11 月 16 日初诊。右膝关节骨质增生 10 余年，双下肢静脉曲张多年，曾多方治疗，病情时好时坏。近几年来感觉右腿冒凉气，膝关节明显怕冷，现走路膝关节疼痛，舌苔后部略厚腻，舌无瘀点、瘀斑，脉可。自述体质差，纳眠均可，大便正常，无痔疮。处以桂枝茯苓丸加味：桂枝20g，肉桂10g，茯苓20g，桃仁10g，牡丹皮10g，赤芍10g，怀牛膝20g，丹参20g，石斛20g，威灵仙20g。10剂，煎服，每日1剂，早晚饭后服。2013年1月15日电话随访，服药10剂，膝关节疼痛明显减轻，怕冷亦见好转，因家远就诊不便，遂自行续服原方10剂，膝关节基本不疼，自述已愈。

按：膝关节骨质增生，以疼痛为主要表现，属于中医"痹痛"的范畴，瘀血阻滞、肝肾不足、寒湿内盛、湿热下注等均为常见证型，痹痛日久，常兼夹为患。

该患者膝关节骨质增生10余年，伴有下肢静脉曲张，虽然舌无瘀点、瘀斑，但仍属瘀血为患，故以桂枝茯苓丸为主方，方中桃仁、赤芍、牡丹皮等均有活血之功，桂枝、肉桂同用，既能温通经脉，又能散寒止痛，与患者膝关节怕冷、冒凉气正好相符。赤芍、怀牛膝、丹参、石斛四药组方四味健步汤，为南京中医药大学黄煌教授的经验方，治疗下肢瘀血为患的病证如膝关节肿痛、骨质增生、各种腰腿痛等，屡有效验。其中，怀牛膝、丹参均属活血药，与桂枝茯苓丸配伍，增强其活血作用。

2. 桂枝汤加味治疗痛经案

付某，女，18岁，大一学生，身高170cm，体重59kg，面黄白而润泽。2017年5月14日以痛经来诊，末次月经时间5月4日。

自述痛经多年，开始时只是小腹痛，在高二时因为来月经跑操而晕倒一次，后来每次来月经都会腿痛、腰痛，但程度较轻，所以，就没太在意。4月15日月经刚结束，吃了一支冰淇淋，这个月就一直腰腿疼痛。

患者月经量中等，色微暗，有少量血块，伴畏寒、畏风，手脚偏凉，稍活动则大汗淋漓，咽喉干燥，有异物感，常流清涕，二便调，舌脉无异常。

处以桂枝汤加味：桂枝 30g，白芍 30g，炙甘草 10g，大枣 15g，干姜 10g，姜半夏 15g，桃仁 5g，生山楂 15g，当归 10g。7 剂，颗粒剂，月经来临前 7 日冲服，每日 1 剂，饭后服。

5 月 28 日反馈，患者 5 月 24 日月经至，自述这次来月经腿疼未犯，能和平常没来月经的时候一样走路。

按：温经汤、当归四逆汤、桂枝茯苓丸、桃核承气汤等均是笔者常用于痛经的处方，但这次为什么要选用桂枝汤为底方呢？

患者除了痛经外，尚有畏寒、畏风，又有稍活动则大汗淋漓的临床表现，这是使用桂枝汤的主要依据。此外，方中的白芍能够缓急止痛。因为患者尚有咽喉部异物感而加用了半夏，因月经色暗有血块而配伍桃仁、当归、生山楂等，生山楂的活血化瘀之力还是比较强的。

3. 大柴胡汤治疗急性腹痛伴呕吐案

吕某，男，13 岁，面色黄暗，形体瘦弱。2017 年 1 月 7 日以腹痛、呕吐来诊。

2017 年 1 月 4 日，患者不明原因出现突发性腹痛、呕吐，伴发热，遂去某区医院做血常规检查，一切正常，行胃肠钡餐检查，诊断为慢性胃炎，医院给予奥美拉唑、颠茄片等治疗，病情无改善。1 月 5 日，去某市地级医院，经 B 超检查，提示右肾小结石，胰头、胰尾模糊，肝胆无异常，脾脏形态大小正常，经呼气试验，HP 感染阳性，小便化验正常，仍诊断为慢性胃炎，给予阿莫西林、克拉霉素等治疗，病情依然。

1月7日清晨，其母伴诊，诉患者呕吐，与饮食无关，已经两三天没吃饭了，平素瘦弱，这下更为消瘦，其母焦急之情溢于言表。诊见患者痛苦面容，双手捧腹，直言疼痛，呕吐欲作。诊查其腹部，胃脘部及脐周压痛明显，平素大便偏干，2～3日1次，无口苦，无口干，无发热，穿衣较多，舌苔薄白，咽喉肿，但不红。

处以大柴胡汤原方：柴胡30g，黄芩10g，姜半夏15g，生大黄5g（后下），白芍30g，枳实10g，生姜30g，大枣30g（掰）。1剂，煎服，只煎1次，煎成大约500mL，不可大剂量饮服，只能频频啜饮，以不吐为度。嘱假如服药后毫无效果，即到医院明确诊断，可能为胰腺炎；如果服药后好转，就再来诊治。

1月8日清晨，患儿再次来诊，自言中午吃过1次中药，晚上又吃过1次，把药都喝尽了，现在一切正常，呕吐愈，腹痛除，大便1次，不干不稀。按其腹，上腹部有轻微压痛，脐周已经不痛。嘱原方3剂，分6天服完。

按：此案例虽然诊断不明（至少笔者这么认为），但其用方指征还是显而易见的。

首先，诊断不明，是因为医院的诊断是慢性胃炎，患者出现明显的腹痛与呕吐、明显的脐周痛，一般情况下胃炎的反应不会如此剧烈，单凭HP阳性也不能判断是慢性胃炎。笔者认为，根据B超提示胰头、胰尾模糊，至少应该怀疑急性胰腺炎。虽然吃中药已经痊愈，笔者至今也不清楚患者究竟得的是什么病。

其次，用方指征明确。根据《伤寒论》第103条"太阳病，过经十余日，反二三下之，后四五日，柴胡证仍在者，先与小柴胡汤。呕不止，心下急，郁郁微烦者，为未解也，与大柴胡汤下之则愈。"患者出现"呕不止"与"心下急"即明显腹痛，就可以用大柴胡汤。呕吐，用生姜、半夏；腹痛用大黄、白芍。四味药就可以看到大柴胡汤的影子。再者，根据《金匮要略》"按之心下满痛者，此为实也，当下之，宜大柴胡汤。"也应该应用大柴胡汤。

实际上，我们认为大柴胡汤是治疗少阳阳明合病的主方，少阳病症见寒热往来、胸胁苦满、口苦咽干等，阳明病症见便干、腹胀腹痛等。再看这一患者，除了大便偏干、腹痛、呕吐外，其他症状一概没有，然而用大柴胡汤有效，有效的根本原因是什么？就是根据《伤寒论》与《金匮要略》的原文，是方证对应的结果。

4. 桂枝茯苓丸加味治疗高血压病案

陆某，女，62 岁，面色黄白而润泽，形体偏胖，肌肉结实。身高 162cm，体重 71kg。2013 年 4 月 22 日来诊。

右下肢麻木 3 个月，发凉，有时疼痛，1 个月前去医院检查，诊断为腰椎间盘膨出。刻诊：右下肢麻木，发凉，腰不痛，下肢皮肤白润，无水肿，上下楼和坐电梯时均易头晕，易于汗出，口唇发暗，口不苦，纳眠均可，二便调，舌苔腻偏黄，脉滑有力。患者无高血压病史，今日血压 180/100mmHg。处以桂枝茯苓丸加味：桂枝 30g，茯苓 20g，桃仁 15g，赤芍 20g，牡丹皮 20g，石斛 30g，川牛膝 20g，丹参 30g，葛根 50g，川芎 20g，石决明 80g。6剂，煎服，每日 1 剂。因患者无高血压病史，嘱其暂时不必服用降压药，须每日测量血压 1 次，连续测 1 周，进行密切观察。如果服药后血压没有明显改善，则改服西药控制。

5 月 25 日反馈，上方降血压的效果非常理想，服药第三天血压即降至 140/90mmHg，后来多次测量血压，一直为 140/90mmHg。

服用上药后，右下肢麻木不仅没有改善，反而加重，遂到医院检查，腰部 CT 显示：腰椎管狭窄，医生建议手术治疗，笔者也建议其手术。

按：患者就诊时的主诉是右腿麻木，麻木的机理与疼痛的机理相似，均为气血不通所致。导致气血不通的因素很多，瘀血、痰湿、水湿等均为常见病因。该患者口唇发暗，为瘀血所致。故以桂枝茯苓丸为主方，方中石斛能够补肝肾强腰膝，《药性论》载其"主治男子腰脚软弱，健阳，逐皮肌风痹，骨中久冷，虚损，补肾积精，腰痛，养肾气，益力"，《日华子本草》载其"治虚损劣弱，壮筋骨"，黄煌教授自拟四味健步汤，由石斛、牛膝、丹参、赤芍四药组成，治疗下肢瘀血为患的病证如膝关节肿痛、骨质增生、各种腰腿痛等，屡有效验。《本经》载葛根主"诸痹"，痹的机理与麻木的机理相同，川芎为活血要药，二者均能够改善血液循环。重用石决明以平肝潜阳降血压，药理研究发现，石决明具有持久而较强的降血压作用。芍药的作用，不仅能够缓解腰部的肌肉痉挛，而且能够缓解脑的血管痉挛，这是一药而两用的结果。

5. 重用芍药甘草汤加味治疗三叉神经痛案

邹某，女，36 岁，形体中等，面色发红，精神状态良好。2013 年 3 月 16 日初诊。

患三叉神经痛多年，有时左侧发作，有时右侧发作，发作时脸、眼发胀，脸部痛如刀割，初发时服用 2 片去痛片即可缓解，现在发作须每日服 6 片（每次 2 片，每日 3 次）方能止痛，昨日发作过 1 次，因疼痛难忍而求治于中医。刻诊：3 ~ 4 天即发作 1 次，疼痛剧烈，须服 6 片去痛片方可缓解，每因工作压力大或心情不畅时即可发作，发作时无恶心呕吐，食欲可，睡眠不佳，梦多眠浅，脾气急躁，大便干燥，2 ~ 3 天排便 1 次，常有腹胀，小便频数，经前乳房不胀，有时腿抽筋，舌苔薄黄，脉沉细。处以芍药甘草汤合三黄泻心汤加味：白芍 200g，甘草 60g，连翘 60g，龙胆草 6g，大黄 10g，黄芩 10g，黄连 3g，荆芥 10g。6 剂，煎服，每日 1 剂。

3 月 23 日二诊：虽然上方用龙胆草 6g，黄连 3g，但患者并未感觉药特别苦，也未影响到患者的食欲。服药期间，三叉神经痛未发作，感觉周身轻松，睡眠好转，大便每日 1 次，成形畅快，因小便频数，起夜后不能入睡，舌润，脉沉细。上方改黄连为 5g，继服 6 剂。

3 月 30 日三诊：上次诊后，下午即来月经，周一神经痛发作，自述似有心事，伴心慌，眠差，梦多，畏寒明显，无精神（月经来前无精神一直如此），无痛经、血块（以前有），苔润，双脉沉细。处以麻黄细辛附子汤合芍药甘草汤：生麻黄 15g，细辛 12g，附子 40g，白芍 200g，炙甘草 30g。6 剂，每日 1 剂，饭后服。前三剂要求发汗。

4 月 6 日四诊：仅周二略感不适，三叉神经痛发作一次，疼痛轻，仍无精神，易犯困，纳一般，大便日行 1 次。上方改麻黄为 20g，细辛 15g，加焦三仙各 15g。

4 月 13 日五诊：三叉神经痛未作，大便 1～2 次/日，仍畏寒，精神不振，眠差，多梦，脉弱，苔薄少，质润，纳转佳。上方去焦三仙，继服 6 剂。患者未再来诊。

按：中医认为，不通则痛。不通的原因可能有瘀血，也有可能是痰饮，还有可能是火热炽盛导致局部肿胀（经云：热盛则肿）。工作压力大或心情不畅时，郁而化火，导致三叉神经痛发作，这是明显的诱发因素，加上舌苔薄黄，属热无疑。方中的龙胆草、三黄泻心汤（大黄、黄芩、黄连）、连翘均能够清热泻火，针对病因进行治疗。荆芥味辛能散，能够发散郁火，也是治火之品。重用芍药200g，配伍甘草60g，成芍药甘草汤，具有较强的镇痛作用，服用后能够立即缓解疼痛，减轻患者的痛苦。此外，芍药量大能够通便，已成中医界共识，虽然教材至今未把这一作用写进去，但这一作用还是有其实用价值的。笔者的经验是，对于一般腹痛、胃痛等，不兼便秘者，芍药用量20～30g即可，如果大便干结者，必用大剂量。

龙胆草、黄连均为大苦大寒之品，用量过大易伤脾胃，笔者应用龙胆草、黄连一般在6g以下。本案二药同用，然该患者却并不感觉药苦，其原因可能有二：一是方证对应；二是甘草量大，能够顾护脾胃。

该案还有一处值得注意，那就是患者疼痛发作时，并不伴有恶心、呕吐等消化系统症状，基本上排除了吴茱萸汤证。如果患者头痛，伴恶心、呕吐、吐涎沫等，再加上舌苔薄白、舌质淡或舌体胖大等，基本上可以诊断为久寒内盛，这就是吴茱萸汤方证。

三诊至五诊时，根据患者畏寒、脉沉、精神不振等表现，为典型的少阴病，即"少阴之为病，脉微细，但欲寐也"，故与麻黄细辛附子汤合芍药甘草汤。

重用芍药甘草汤治疗三叉神经痛取得了较好的疗效。因患者在五诊之后未再来诊，失去联系，不知远期疗效如何。

6. 葛根汤加味治疗颈椎病案

某女，47岁，形体中等，面色黄白。2013年10月2日诊。

患者为银行职员，现已退休在家。自述患有颈椎病10余年，可能与工作性质有关。今年加重，睡觉后两臂麻木，摇头时颈部作响，头晕明显，出汗正常，纳可，眠差，有痰较难咯。处以葛根汤加味治之：葛根100g，麻黄10g，桂枝30g，白芍30g，生姜

30g，大枣30g，甘草10g，鸡血藤30g，木瓜15g，威灵仙30g，丹参30g，川芎20g，白芥子6g。煎服，每日1剂。嘱患者服药后发汗以助疗效。患者连服18剂，双手基本不麻，头晕明显减轻，摇头时颈部作响亦明显减轻。患者对疗效甚为满意。

按：《伤寒论》第31条指出："太阳病，项背强几几，无汗恶风，葛根汤主之。"论中的葛根汤由桂枝汤加葛根、麻黄而成，笔者遵仲景意善用本方治疗颈椎病。

同样，第14条也指出："太阳病，项背强几几，反汗出恶风者，桂枝加葛根汤主之。"桂枝加葛根汤也是笔者治疗颈椎病的常用方。

如何区分二方呢？关键是有汗与无汗。有汗者，桂枝加葛根汤，无汗者，葛根汤。

不论是应用葛根汤，还是桂枝加葛根汤，笔者均加用木瓜、鸡血藤、威灵仙、丹参等以增强活血通络之功。

本例患者汗出正常，为什么还要用葛根汤呢？是因为该患者没有虚汗。有虚汗的话，就要用桂枝加葛根汤了。

再就是方中的葛根用量一定要大，至少要50g，方能发挥应有的疗效，最大量可用至200g。方中白芍也具有缓解局部肌肉痉挛的作用。

7. 猪苓汤合四逆散治疗泌尿系感染反复发作案

刘某，女，48岁，身高160cm，体重65kg。以泌尿系感染反复发作于2017年3月25日而诊。

患者自述近十多年来，经常泌尿系感染，发则尿频、尿急、尿痛，医院多次做尿化验检查，均正常，但经常发作，最近2年尤其频繁。

刻诊：小便次数偏多，小便时有涩痛感、灼热感，尿色淡黄，已 10 余天，2 月份尿液检查仍正常。伴腰膝酸软，患者为商场服务员，久站则特别容易发作。口渴欲饮大量温水，嘴唇干燥，胃口一般，反酸，睡觉时易醒、时多梦，精神疲倦，畏寒畏风明显，平时易于汗出。舌质淡，苔薄少。

疏猪苓汤合四逆散加桔梗：猪苓 15g，茯苓 15g，泽泻 15g，阿胶 15g，滑石 15g，柴胡 10g，枳实 10g，白芍 10g，炙甘草 10g，桔梗 3g。颗粒剂，冲服，每日 1 剂，分 2 次冲服，15 剂。

2017 年 4 月 18 日二诊：患者述已经没有明显症状，小便正常，无尿频、尿急、尿痛。嘱再进 15 剂，以巩固疗效，至今没有复发。

按：习惯使用经方的医家都知道，猪苓汤是治疗泌尿系感染反复发作的有效"秘方"。那此时为什么会配伍四逆散呢？患者反复发作的泌尿系感染，精神不仅疲惫，而且一定有抑郁的存在，用四逆散是为了疏肝解郁，减轻患者的精神压力。而配伍小剂量的桔梗，能够达到宣肺利小便的目的，即提壶揭盖。

【其他】

《本经》只载芍药，未言明赤、白。那在临床上，我们该用白芍还是赤芍？如果一定要遵循古人的说法，笔者建议，除了在凉血、活血时用赤芍外，其他一律用白芍。因古人一直在讲，赤芍能够凉血、活血。这是古人的认识。

然而，药理研究并未从根本上将二者区分开来，其有效成分都是芍药苷，所以，笔者主张用白芍或赤、白芍同用。

《伤寒论》第 280 条曰"太阴为病，脉弱，其人续自便利，设当行大黄、芍药者，宜减之，以其人胃气弱，易动故也"，说明芍药具有通大便的功效。临床经验也表明，芍药量大具有通便之功。对于轻度便干者，芍药30g即有通便之功；而对于重度便干，大便6、7日1行，干结如栗者，非大剂量不足以通便，临床常用80～120g。

那么，对于腿抽筋等肌肉痉挛的患者而言，如何掌握芍药的使用剂量？根据患者大便的情况，如果患者大便干结者，可用大剂量；对于大便溏泄者，可使用小剂量。

30. 阿胶

——止血补血之要药

【来源】

阿胶首载于《本经》，其曰："主心腹内崩，劳极洒洒如疟状，腰腹痛，四肢酸疼，女子下血，安胎。久服轻身益气。"其为马科动物驴的皮经煎煮、浓缩制成的固体胶，以色匀、质脆、半透明、断面光亮、无腥气者为佳。以山东省东阿县的产品最为著名。捣成碎块或打粉用。

【传统表述】

阿胶甘平，归肺、肝、肾经。它能够补血止血、滋阴润肺。主要用于：①血虚诸证，尤以治疗出血而致血虚为佳，常与当归、熟地黄等同用，如阿胶四物汤；或与桂枝、人参等同用，以治气虚血少之心动悸、脉结代等，如炙甘草汤。②出血证，为止血要药，用治虚寒性崩漏，配伍艾叶、当归等，如胶艾汤；或治虚寒性之便血，配伍白术、灶心土等，如黄土汤。③阴虚燥咳，配伍马兜铃、牛蒡子等，如补肺阿胶汤。④热病伤阴之心烦、失眠等，配伍黄连、芍药等，如黄连阿胶汤；或治疗阴虚风动，配伍牡蛎、鳖甲等，如三甲复脉汤。

【药理分析】

1. 补血

阿胶的补血作用，在《本经》中未提及。唐宋以前，仅认为阿胶能补，而不提其补血之功，如《名医别录》主"虚劳羸瘦，阴气不足"，《本经》谓之"久服益气"，益气与补血相差甚远。唐宋以后，医家才逐渐认识到阿胶的补血作用，如《本草纲目》载"阿胶，大要只是补血与液"，《本草经疏》认为阿胶"补肝益血"。

尤其是现代社会，人们普遍重视阿胶的补血作用，阿胶的补血广告更是铺天盖地，人们趋之若鹜，阿胶块、复方阿胶浆、固元膏等都是厂家宣传的产品。人们对阿胶的消费也普遍上升，导致了阿胶的价格快速上涨。其实，被所谓的养生专家一宣传，阿胶的补血作用已被大大高估。

不过，药理研究发现，阿胶主要含骨胶原及其水解产生的多种氨基酸，如赖氨酸、精氨酸、组氨酸、胱氨酸等，容易被人体消化吸收，能够全面升高血细胞数量，具有良好的补血作用，是治疗贫血的良药。

但阿胶并非适用于所有的贫血患者，因阿胶能够升高血细胞数量，故对于缺铁性贫血、失血性贫血、再生障碍性贫血较为合适，而对于溶血性贫血恐怕是不合适的。无论是阿胶研末冲服，还是服用复方阿胶浆，还是做成中药配方煎服，均有效。

临床上经常遇到因月经量少而来诊的患者，尤其是那些年轻女性，肥胖体形，满脸痘痘，大多诊为多囊卵巢综合征，在诊疗结束后，常常问我能不能吃些阿胶来补一补，因为身体太虚了。笔者的答案是否定的，因为她们不仅不虚，而且营养过剩，因为肥胖了嘛。肥人多痰湿，故从痰来论治，并要求患者减肥。不仅阿胶不能吃，凡是补血的中药或食品如大枣、桂圆等都不能吃，越吃病越重，几乎等同于火上浇油。

对于那些身体瘦弱、面色萎黄而月经量少的患者来讲，阿胶是对证的，常与人参、吴茱萸等同用，如温经汤，长期坚持服用，不仅能改善体质，而且还有美容作用。但是，必须对证，即适用于瘦弱体质。

2. 止血

阿胶的止血作用，早在《本经》即有记载"主心腹内崩……女子下血"，《日华子本草》用之治"吐血……血痢及崩中带下"，《本草蒙筌》以之治"久嗽唾脓血"，《本草纲目》用之"疗吐血，衄血，血淋，尿血"，以上本草均载之治疗出血病证。

《金匮要略》之黄土汤主治"下血，先便后血"，胶艾汤治胞阻，即妊娠下血伴有腹痛，《伤寒论》虽未见用阿胶止血的记录，但所载之诸多方剂可用于出血，如治疗崩漏或月经过多之黄连阿胶汤，治疗反复发作的泌尿系感染而伴尿血者，必用阿胶，同时配伍猪苓、茯苓等，如猪苓汤。

药理研究发现，阿胶能够升高血小板的含量，具有良好的止血作用，又因其具有补血之功，故对于出血兼血虚者尤为适宜。

然而，张仲景所用的阿胶是驴皮熬成的，还是牛皮熬成的？笔者认为是牛皮胶，即黄明胶。有《本草纲目》的记载为证："凡造诸胶，自十月至二、三月间，用（沙牛）牛、水牛、驴皮者为上，猪、马、骡、驼皮者次之，其旧皮鞋履等物者为下，俱取生皮，水浸四、五日，洗刮极净，熬煮，时时搅之，恒添水至烂，滤汁再熬成胶，倾盆内，待凝，近盆底者名垂胶，煎胶水以咸苦者为妙。大抵古方所用多是牛皮，后世乃贵驴皮，若伪者皆杂以马皮、旧革、鞍靴之类，其气浊臭，不堪入药。

当以黄透如琥珀色，或光黑如璧漆者为真，真者不作皮臭，夏月亦不湿软。"

但无论是阿胶，还是黄明胶，都具有止血作用，也都具有补血作用。现今绝大多数中医用《伤寒杂病论》含阿胶方时，基本不用黄明胶，而用阿胶。

【案例讨论】

1. 温经汤治疗痛经案

高某，女，20岁，形体中等，面色黄暗。2012年6月2日以痛经来诊。

患者13岁月经初潮，痛经并不明显。高中开始痛经，已经4年，月经周期准，经量偏多，经血色暗，有小血块，经期持续7~8天，一般前3天量多。平素不食辛辣、生冷，如果食用辛辣或生冷，痛经均可加剧，其痛经多在经期前三天内，此时月经量多，月经量变少时疼痛即可逐渐缓解，痛甚时易出冷汗，伴恶心、上吐下泻、干呕。口不苦，不干，咽喉无异常，经前乳房不胀。平素大便偏干，眠纳均可，舌质淡嫩，苔薄白而滑，舌尖有瘀斑，双脉有力。

处以温经汤：吴茱萸8g，干姜10g，大枣10g（掰），党参10g，赤芍10g，当归10g，川芎15g，姜半夏12g，牡丹皮10g，肉桂10g，麦冬10g，甘草10g，阿胶8g（烊）。煎服，月经期间服用，每日1剂。10月15日电话得知，患者因在校期间服药不便，推迟到暑假服药，服用8剂，疗效卓著，其痛经明显缓解，而且皮肤改善尤为明显，面部变得光滑而红润。

按：笔者治疗痛经，常用经方有温经汤、桂枝茯苓丸、桃核承气汤、当归芍药散、四逆散等。其中温经汤来源于《金匮要略》，原文如下："问曰：妇人年五十所，病下利数十日不止，暮即发热，少腹里急，腹满，手掌烦热，唇口干燥，何也？师曰：此病属带下。何以故？曾经半产，瘀血在少腹不去。何以知之？其证唇口干燥，故知之，当以温经汤主之。"

笔者应用温经汤的主要指征有：面黄体瘦，其痛经多在月经期内，月经量或多或少，或有少量血块等。本案患者基本符合上述特点。

如果痛经发生在月经来临前，血块多，兼有大便干结，左少腹有明显压痛者，宜选用桂枝茯苓丸；痛经发生在月经来临前，大便干燥，少腹拘急者，桃核承气汤较为合适；如果大便稀溏，白带量多，或伴有下肢水肿，而痛经者，属于血水同病，宜当归芍药散；如果经前乳房胀痛明显者，属肝郁气滞，宜四逆散。根据病情，以上诸方常合方使用。

由于方中含有当归、阿胶等养血补血之品，所以，患者在服用温经汤后，黄暗而粗糙的皮肤变得红润而有光泽，充分说明了温经汤的补虚作用，黄煌教授把本方称之为"天然的雌激素"，实不为过。

2. 胶艾汤治疗崩漏案

黄某，女，21 岁，2011 年 7 月 5 日初诊。

形体偏瘦，面色润泽，下肢汗毛不多，腹无压痛，冬天手冷，过夜也不暖。月经以前就不正常，2 ~ 3 个月不来，来则不去，此次月经持续 2 个多月，滴沥不尽，色鲜红，有少量血块，伴腰酸，平素容易感冒，喝水多，胸闷，咽部痰少许，午睡后易口苦，口黏，无口疮，大便调，下肢易冷，苔薄少，舌质淡胖，齿痕明显，脉沉，睡眠多，不易醒，易乏力。处以柴胡桂枝干姜汤加味：

柴胡 12g，肉桂 10g，炮姜 20g，黄芩炭 10g，牡蛎 15g，甘草 5g，天花粉 10g。6 剂，煎服，每日 1 剂。药后血未止，嘱上方加仙鹤草 60g，服 6 剂，月经止。

11 月 9 日随访，月经基本正常，上次月经 10 月 14 日，经行 7 天即止。未再服药。

2012 年 4 月 23 日来诊，4 月 15 日月经来临，至今已经 8 天仍未止，担心旧病复发而来诊，症状基本与一诊时相同。遂与一诊方加仙鹤草 6 剂。

5 月 15 日三诊：药后不效，月经淋漓不断已达 22 天。服药 1 剂后，月经量即减少，喝至第 4 剂，月经量较前增多，颜色由暗转鲜红，牙龈易出血，口干口渴，喝水较多，不易汗出，眠可，无腹痛，大便略干，舌淡，边有齿印，脉虚略数。改处胶艾四物汤加味：阿胶 10g（烊），艾叶 10g，生地炭 30g，当归 10g，白芍 30g，川芎 5g，红花 4g，甘草 5g，生石膏 50g，山药 20g。5 剂，煎服，每日 1 剂。

6 月 27 日四诊：药后月经即净，牙龈出血已止，经前乳房略胀，经色不暗，下肢不肿，舌淡，苔薄白略腻，脉可。予当归芍药散常服以巩固疗效。随访至今未再复发。

按：用柴胡桂枝干姜汤治疗崩漏，绝非临床常用。但就经方而言，讲究方证对应。患者初诊时，四逆明显，柴胡类方必选，因无乳房胀痛，四逆散非首选。又因患者口苦、口黏、喝水多等，上热证也；下肢易冷、舌质淡胖、齿印明显，寒象也。治疗上热下寒证的柴胡类方，当属柴胡桂枝干姜汤。由于治疗的是出血证，原方中的干姜用炮姜代之，黄芩以黄芩炭代之。可能是方不对证，也可能是用药时间短，6 剂药后出血未止，故在原方基础上加仙鹤草 60g 以止血。药到血止，其中仙鹤草应该起到了主要作用，而不是柴胡桂枝干姜汤的功劳。

2012 年 4 月 23 日崩漏复发，用原方未效，说明单纯止血的治疗方法是不对的，而且在服用止血方之后出现牙龈出血，进一步说明了治疗方法的不足。遂转变思路，止血的同时，辅以活血，改用胶艾汤加味治疗。胶艾汤是由四物汤加阿胶、艾叶、甘草组成。方中的阿胶、艾叶、生地炭等均能止血，当归、川芎、红花均能活血。因患者口干口渴、喝水较多，取胡希恕先生的经验，与大剂石膏以除烦止渴。又因石膏剂量过大，恐伤胃气，故与山药以护胃。方证相应，服药仅 5 剂，崩漏即止，牙龈出血亦愈。后以当归芍药散常服以巩固疗效，防止复发。

四物汤乃妇女经病之祖剂，诚然也；再加阿胶、艾叶以止血，信然也。

【其他】

阿胶的用量并不大，5 ~ 15g。但其用法比较特殊，需要烊化。

通过研究《金匮要略》之黄土汤，发现阿胶并不烊化，而是与诸药同煎，其用法大为费解，研究结果表明，灶心土主要成分是硅酸盐和氧化铝，是不溶于水的矿物质，服用后可在胃肠内壁形成不吸收的保护层，从而避免胃酸等对黏膜的刺激与损害，并具有对胃肠末梢神经镇静和麻醉作用。基于此，王晓认为"阿胶能使灶心土矿物质悬浮，并增强其附着能力，其悬浮程度与附着黏度，均在两药同煎的过程中产生"，所以他指出"阿胶与灶心土同煎，不仅提高了灶心土崩解物在药液中的悬浮程度，又可增强在胃肠黏膜的附着力。这与西药氢氧化铝凝胶的药理性质极为相似，证明我国早在近二千年前，就已经开始使用具有现代医药水平的'硅、铝凝胶'类药物"。此外，他强调"灶心土不可另煎而用其清液，必须与其他药同煎，如果把灶心土粉碎后与其他药同煎，疗效更好"，若"烊冲阿胶，只能使得药液中灶心土的矿物质成分发生沉淀，达不到其治疗目的"。（《中医研究》，1996，8：45）

跋

我是一个比较含蓄又比较张扬的中医人。

作为医生而言，我比较含蓄。因为面对每一位患者的提问都不会给出拍胸脯打包票的回答，比如半夏泻心汤是治疗慢性胃炎的效方，临床上有九成的把握，但如果患者问："几剂药能好？"我只能回答："吃吃看，应该很快就见效的。"临床既久，对我比较熟悉的患者都知道我治疗慢性肾炎颇有心得，面对患者的提问："几剂药能见效？"答曰："最快一周，最慢一个月。但谁都不能保证有效。"

这样解答问题，似乎在搪塞患者，对患者不负责任，但绝对不是明哲保身，而是实事求是。因为疾病太复杂，患者所处的环境也太复杂，影响疗效的因素实在太多。例如曾有一位慢性胃炎的患者，服药 2 周仍未见效，仔细辨证分析无误，后经询问得知其所买半夏为水半夏，还谈何疗效？

所以，临床时间越久，回答患者所提的问题就越慎重。

作为教师而言，我比较张扬。因为面对着众多的中医学子，必须教会他们如何中医临证，所传授的知识必须常悟常新，一旦有新的体会与感悟，便迫不及待地与他们分享，而丝毫不敢保守，是为了教师职业的神圣，更为了中医事业的传承。

大约两年前的某一天，在听一堂中药药理课的过程中，老师把麻黄的药理机制讲得很透彻，就是没有发汗作用，并开玩笑说，"中医一点也不严谨，发汗峻剂竟然没有发汗作用"。这句话深深触动了我，问题究竟出在哪里？我陷入沉思中……

终于有一天，我恍然大悟，现代中药药理作用与传统中药功效主治本是殊途同归，这令我兴奋不已。于是，从那一天起，我更加注重中药的药理研究。

有人说，从药理研究来入手，注定成为中医的掘墓人。但我坚信，我是一位忠实的中医守护者，一位坚定的传统中医的捍卫者，所以，直到今天，我还在研究东汉时期的《伤寒论》与《金匮要略》，还在研究那千年不变的经方，还在研究那不断注入新鲜血液的古老中医理论。

《张仲景常用中药新悟》也已定稿，即待付梓，此时，我心中仍不免战战兢兢、如履薄冰，唯恐有人指鼻面斥我是拿西医理论研究中医的人，好听点叫作中医改良派，难听的就是中医的汉奸。但我坚信，中医海纳百川，定不会闭塞视听。是书名为新悟，必有浅陋不足之处，我仅愿以此书能够引起众多学者的争论与探讨，以求证学术的真与伪，如此抛砖引玉，虽无大功，岂无裨益？

事实上，学术无国界，我想我是真正地进入了中医这一学术领域，也就知道其中的真谛。人为地去划分地界、天空，总归是一时的假象。但愿，我一直在中医的海洋中笃信之，遨游之，而愈加膜拜之……

宋永刚

写于 2018 年 8 月 30 日